Mahesh Khairnar

Tratamento Restaurador Atraumático

Mahesh Khairnar

Tratamento Restaurador Atraumático

ScienciaScripts

Imprint

Cover image: www.ingimage.com

This book is a translation from the original published under ISBN 978-3-659-89352-0.

Publisher:
Sciencia Scripts
is a trademark of
Dodo Books Indian Ocean Ltd. and OmniScriptum S.R.L publishing group

120 High Road, East Finchley, London, N2 9ED, United Kingdom
Str. Armeneasca 28/1, office 1, Chisinau MD-2012, Republic of Moldova, Europe
Managing Directors: Ieva Konstantinova, Victoria Ursu
info@omniscriptum.com

Printed at: see last page
ISBN: 978-620-8-59976-8

RECONHECIMENTO

Para começar, aproveito esta oportunidade para agradecer a todos aqueles que me ajudaram a realizar este projeto. Antes de mais, gostaria de agradecer a Deus, o Todo-Poderoso, por todas as bênçãos que me concedeu.

Estou grato ao **Dr. ARUN DODAMANI**, Diretor, Professor e Chefe do Departamento de Saúde Pública Dentária, pelo seu encorajamento, apoio inabalável, conselhos valiosos e oportunos e por me ter motivado ao longo do estudo.

Agradeço ao meu orientador, **o Dr. G. N. KARIBASAPPA**, pela sua paciência e orientação valiosa, vigilância atenta, contributos construtivos que foram fundamentais para me moldar como profissional e pela ajuda prestada na conclusão deste projeto.

Um agradecimento especial aos meus **colegas, finalistas e juniores** por estarem sempre presentes quando preciso deles.

Os meus sinceros agradecimentos aos meus **PAIS** pelo seu apoio moral, encorajamento e amor de sempre.

Dr. Mahesh R. Khairnar
Professor Assistente
BVDUDCH, Sangli

Conteúdo

Abreviaturas

ART – Atraumatic restorative Treatment

ARTGIS - Atraumatic restorative Treatment with Glass Ionomer Cement

BHF – Board of Health Funds

BISGMA – Bisphenol A Glycidyl Methacrylate

$Ca(OH)_2$ – Calcium Hydroxide

Cs – Compressive Strength

CFU – Colony Forming Units

CI – Confidence Interval

CPQ – Child Perception Questionnaire

CPI – Community Periodontal Index

DCT – Direct Contact Test

DMFT – Decayed Missing Filled Teeth

DMFS - Decayed Missing Filled Surfaces

EDJ – Enamel Dentine Junction

EME – Established Market Economy

Fs – Flexural strength

FDI – Federation Dentaire Internationale

GIC – Glass Ionomer Cement

GSR – Glass Ionomer Sealant Restoration

HD – Hi Dense

HF – Hydrofloric Acid

HVGIC - High Viscosity Glass Ionomer Cement

IADR – International Association for Dental Research

Kh – Knoop Hardness

KME – Ketac Molar Easymix

LC – Light Cure

MCR – Minimal Composite Sealant Restoration

MDS – Mobile Dental System

MS – Mutans Streptococci

MXR – Maxxion R

OHRQoL – Oral Health Related Quality of Life

PAHO – Pan American Health Organization

PHREG – Proportional Hazard Rate Regression Model

SEM – Scanning Electron Microscope

USPHS – United States Public Health Service

VM – Vetri Molar

WHO – World Health Organization

ZOE – Zinc Oxide Eugenol

Capítulo 1. Introdução

A nível mundial, a cárie dentária está entre as doenças mais prevalecentes nos seres humanos.[1] Embora a cárie dentária tenha diminuído drasticamente em muitos países industrializados, esta doença tem aumentado nos países menos desenvolvidos. Além disso, a cárie dentária continua a ser um problema de saúde pública, mesmo na maioria dos países industrializados, porque a doença é frequentemente mais prevalente entre subpopulações sem acesso a tratamento.[2]

A prevenção é a resposta óbvia a estes problemas enfrentados pela maioria da população mundial. Felizmente, vários métodos são eficazes na prevenção da cárie dentária, sendo as abordagens mais eficazes os métodos com flúor em combinação com selantes dentários.[3] Apesar da sua existência, estes métodos de prevenção da cárie não são utilizados em muitos locais porque não estão disponíveis, não são acessíveis ou não são conhecidos por muitos prestadores de cuidados de saúde dentária ou pelo público. Como resultado, o processo de cárie progride frequentemente para além da fase reversível e pode afetar o bem-estar e a qualidade de vida global da pessoa.[4]

Na maioria dos países industrializados, pratica-se o tratamento restaurador convencional das cáries, o que requer equipamento sofisticado e dispendioso e prestadores de cuidados de saúde com formação alargada. No entanto, em muitos países, não é possível chegar a populações remotas com equipamento dentário moderno. Consequentemente, o único serviço prontamente disponível é a extração dentária. Outros factores na falta de cuidados dentários abrangentes para as populações carenciadas incluem a escassez aguda de pessoal formado, a falta de eletricidade nas comunidades rurais das nações menos desenvolvidas, a motivação inadequada das comunidades rurais através da falta de educação e informação e o medo do tratamento dentário[5,6].

No século XX, verificou-se uma explosão de conhecimentos em todos os domínios, incluindo a medicina dentária. Este facto resultou na invenção de equipamentos de última geração que só podem ser adquiridos a custos exuberantes. Como o custo dos procedimentos de diagnóstico está a aumentar e são adquiridos equipamentos dispendiosos para o tratamento, estes só podem ser utilizados e usufruídos pelos poucos privilegiados, que constituem cerca de 15% da população e que podem pagar os dispendiosos procedimentos de tratamento.[7] É um facto bem conhecido que um país só pode tornar-se próspero quando toda a comunidade goza de plena saúde. Embora seja necessário dar o melhor tratamento possível aos que têm preços acessíveis, torna-se imperativo cuidar dos pobres e dos necessitados, bem como dos chamados "desprivilegiados". 85% das populações não têm capacidade para suportar os custos dos tratamentos. Como dentistas de saúde pública, podemos chegar à porta das pessoas nas zonas rurais e de proximidade, onde o tratamento restaurador atraumático é muito útil.

O termo ART é utilizado para designar Tratamento Restaurador Atraumático ou Tratamento Restaurador Alternativo para o tratamento da cárie dentária.

A invenção do tratamento restaurador Atraumatic e a aprovação deste procedimento pela organização mundial de saúde é um nascimento para os nossos programas de campo.

O tratamento restaurador atraumático é uma técnica para o tratamento da cárie dentária, que é inovadora, em grande parte indolor, com uma abordagem de intervenção mínima para o tratamento de dentes cariados, particularmente em situações de proximidade em que o pessoal dentário altamente treinado e as instalações necessárias e os equipamentos clínicos não estão prontamente disponíveis ou acessíveis.[8]

Existe um interesse mundial e uma utilização crescente da abordagem conservadora do tratamento restaurador atraumático para a restauração de dentes decíduos e permanentes. Na abordagem ART, a cárie é removida apenas com um instrumento manual. A cavidade e a fossa e fissura na superfície do dente são então limpas com ácido fraco. O material de restauração que se liga quimicamente à estrutura do dente é aplicado na cavidade e nas fossas e fissuras.

O ART é uma abordagem minimamente invasiva para travar uma lesão de cárie ativa. Baseia-se na combinação da técnica e do efeito do material, aplicando a teoria de Massler para travar a progressão da cárie enquanto utiliza o potencial de cicatrização do cimento de ionómero de vidro para remineralizar a dentina afetada.[9]

O tratamento restaurador atraumático (ART) é um tratamento alternativo para a cárie dentária utilizado para remover a dentina cariada exterior desmineralizada e insensível apenas com instrumentos manuais. Por conseguinte, não é necessária eletricidade ou anestesia e a dor, normalmente sentida na preparação convencional da cavidade, é reduzida ao mínimo. Originalmente, o ART foi desenvolvido para utilização em países rurais em desenvolvimento, uma vez que não requer anestesia local ou eletricidade. Mais recentemente, o ART tornou-se cada vez mais aceite nos países desenvolvidos devido à sua abordagem "atraumática" em relação ao stress e à dor sentidos pelos pacientes. O ART conserva a estrutura dentária, minimizando o trauma, e tem-se verificado que reduz a dor, talvez devido à criação de cavidades mais pequenas. Esta técnica tem-se revelado útil em crianças, idosos, pacientes com necessidades especiais e pacientes com medo e ansiedade em relação ao tratamento dentário.[10,11] A dor e a ansiedade são significativamente menores tanto em crianças como em adultos que recebem terapia ART em comparação com a terapia convencional.[11] Em geral, os pacientes sentem menos medo e desconforto quando recebem ART em comparação com os instrumentos rotativos convencionais.

Uma lesão cariosa ativa é constituída por 2 zonas, uma camada infetada, esta camada mole superficial da lesão cariosa está próxima da cavidade oral e fortemente infetada por microrganismos. É constituída por resíduos de esmalte e dentina desnaturados e não estruturados e a outra camada afetada, que se encontra sob a camada infetada, é constituída por uma zona de dentina desmineralizada que mantém a sua estrutura dentinária básica. Esta camada afetada está relativamente livre de bactérias. Os túbulos dentinários originais ainda estão presentes e suportados pela matriz de colagénio.[9]

O ART é, na verdade, um procedimento de controlo de cáries baseado na estabilização do processo de cárie através da colocação de cimento de ionómero de vidro de secagem rápida e autopolimerizável. O material de ionómero de vidro tem um potencial considerável como restauração temporária a longo prazo no tratamento de cáries activas. O procedimento ART é muito simples.

Quem beneficia do ART?

✓Comunidades remotas sem serviços dentários.

✓Cidades e aldeias sem eletricidade.

✓Idosos que não podem sair de casa.

✓Idosos que vivem em lares de idosos

✓Deficientes físicos ou mentais.

"Será que o ART é realmente uma nova abordagem?"[12]

A resposta é tanto "sim" como "não".

Não, porque durante gerações os dentistas confiaram apenas em instrumentos manuais; quando o equipamento estava avariado, a eletricidade não estava disponível ou o paciente estava demasiado assustado para aceitar o equipamento normal do consultório dentário. No entanto, apenas eram aplicados materiais de obturação temporários que não duravam muito tempo. Esta abordagem raramente foi estudada e as publicações são difíceis de encontrar.

E **sim**, porque o ART é uma abordagem inovadora por várias razões:

- ART é um esforço determinado para efetuar restaurações duradouras apenas com instrumentos manuais.

- A ideia do ART é fortemente apoiada pela abordagem científica moderna ao controlo da cárie: prevenção máxima, invasividade mínima e preparação mínima da cavidade. A utilização de instrumentos manuais, por si só, leva à preservação da estrutura dentária.

- As recentes melhorias nos materiais de restauração, a ligação química ao dente e a libertação de flúor, por exemplo, pelos ionómeros de vidro, deram ao ART uma base prática sólida.

- Desde o início, foi feito um esforço determinado para investigar a adequação, a aceitabilidade e a eficácia s da TAR.

Capítulo 2. História da arte

Há cerca de 10 anos, o Centro de Colaboração da OMS para a Investigação em Serviços de Saúde Oral da Universidade de Groningen, nos Países Baixos, trabalhou numa proposta para o Ministro da Cooperação para o Desenvolvimento dos Países Baixos - desenvolver um modelo de cuidados de saúde oral primários para refugiados e pessoas deslocadas. A partir da questão dos refugiados, da migração forçada e das populações carenciadas e mal servidas, é apenas um pequeno passo para tomar consciência da outra questão principal. Ou seja, a cárie dentária não é praticamente tratada na maioria das pessoas que vivem nos países não industrializados e economicamente menos desenvolvidos do mundo. De facto, este grupo, sem acesso a cuidados orais adequados, constitui pelo menos dois terços da população mundial.

Nessa altura - 1988 - o Dr. Jo Frencken estava nos Países Baixos, entre as suas missões em África. Ele convenceu o Taco Pilot a incluir no projeto de refugiados o tratamento de cáries apenas com instrumentos manuais, tal como tinha sido feito pela primeira vez na Tanzânia em meados da década de 1980. O outro tópico importante que acordámos foi o de testar esta nova abordagem em condições "reais".

O ensaio de campo comunitário comparou o ART com o equipamento convencional móvel - preparação da cavidade - abordagem da amálgama, iniciado em 1991 na Tailândia rural com a assistência do Professor Prathip Phantumvanit, do Dr. Yupin Songpaisan e do pessoal da Universidade de Khon Kaen, no Nordeste da Tailândia. Posteriormente, surgiram relatórios em reuniões da IADR e resumos.[12]

Em abril de 1994, a Organização Mundial de Saúde introduziu o ART no âmbito do Dia Mundial da Saúde e das celebrações do Ano da Saúde Oral em Genebra, com uma conferência de imprensa, demonstrações, uma brochura, etc.[12]

Foi realizado um simpósio dedicado ao ART na reunião de Singapura da IADR de 1995 e as actas foram publicadas num volume especial do Journal of Public Health Dentistry.[12]

Foi elaborado um manual especialmente para os profissionais de saúde oral que não estão familiarizados com os procedimentos padrão de tratamento restaurador de cáries. O presente manual é a terceira edição actualizada. A versão original em inglês foi traduzida para francês, espanhol, português, japonês, chinês, árabe e para as línguas da Tailândia, Laos, Camboja, Vietname, Indonésia, Malásia e Mongólia. De facto, poderão existir ainda mais versões.[12]

Com base nas suas experiências na Tailândia, o Dr. Jo Frencken iniciou outra série de ensaios de campo comunitários no Zimbabué em 1993. Seguiram-se o Dr. Evert Van Amerong en no Paquistão, o Dr. Christopher Holmgren na China e o Dr. Frencken e o Dr. Beiruti na Síria. Outros estudos foram realizados ou estão ainda em curso - no Camboja, Argentina, Papua Nova Guiné, Tanzânia, África do Sul, Hong Kong, Malásia, Polónia e Suécia. Foram realizados estudos de menor dimensão, não publicados, nas Fiji e noutras ilhas do Pacífico Sul, nas Filipinas, na Indonésia, no Vietname e na Gâmbia. Está a decorrer na Finlândia um estudo interessante para testar a abordagem nos idosos que vivem em casa. Pelo menos 10 universidades em todo o mundo estão a realizar experiências clínicas ou laboratoriais sobre questões relacionadas com a TARV.[12]

O ART foi colocado na agenda da Federação Dentária Internacional (FDI) e da Comissão da FDI para considerar a adequação, a eficácia e os potenciais programas de formação do ART.[12]

A TAR foi originalmente introduzida para populações economicamente menos desenvolvidas. No entanto, também tem aplicações na parte industrializada e mais abastada do mundo.

- Introduzir os cuidados orais a crianças muito pequenas, não previamente expostas à medicina dentária.

- Para pacientes com medo/ansiedade extremos

- Para doentes com deficiências mentais e/ou físicas.

- Para os idosos que vivem em casa ou em lares de idosos.

- Em clínicas de cárie de alto risco, como tratamento intermédio, para estabilizar as condições.[12]

Brathall D. et al (1996) testemunharam enormes desenvolvimentos na prevenção e gestão da cárie dentária. Em 1995, a OMS referiu que três quartos da população mundial sofrem de cáries não tratadas. Nos países em desenvolvimento, a prevalência de cáries não tratadas varia entre 30% e 90% em crianças de 12 anos de idade, enquanto que em adultos com idades compreendidas entre os 35 e os 44 anos, entre 55% e 95% têm cáries não tratadas.[13]

Holt R.D. et al, Zerfowski et al, Truin G.T. et al afirmaram que este problema não é de forma alguma exclusivo dos países em desenvolvimento, uma vez que mesmo nos países industrializados os sectores desfavorecidos da comunidade recebem poucos ou nenhuns cuidados dentários. Entre as razões para a falta de cuidados estão as barreiras financeiras tanto para os prestadores como para os consumidores, a falta e má distribuição de pessoal e equipamento de cuidados de saúde oral, as barreiras da dor e do medo e a dependência de modelos convencionais de cuidados orais que requerem clínicas dentárias ou equipamento dentário portátil dispendioso que utiliza eletricidade. Apesar das enormes conquistas, a cárie dentária continua a ser um problema mundial[14,15].

Capítulo 3. Principais marcos da TAR

PRINCIPAIS MARCOS NO DESENVOLVIMENTO DO TRATAMENTO REPARADOR ATRAUMÁTICO, 1992-95[12,16,17]

- O ART constitui um componente importante de um modelo de cuidados de saúde oral comunitários em acampamentos de refugiados e pessoas deslocadas.

- A formação dos trabalhadores de saúde oral básica em cuidados de restauração num dos campos de refugiados na Tailândia baseou-se exclusivamente no TAR.

- Os resultados de três anos de restaurações ART estão disponíveis na Tailândia.
- A OMS adoptou o ART como tema principal no Dia Mundial da Saúde para a sessão de abertura do ano da Saúde Oral em abril de 1994. Desde então, o interesse pelo ART em todas as partes do mundo tem sido enorme, como mostra o resto desta lista.

- As informações sobre o TARV foram solicitadas e fornecidas a 75 países.

- Foram efectuadas apresentações promocionais e palestras em 28 países.
- Os cursos ART realizaram-se em 19 países, com a participação de representantes de um total de 75 países.

- Foram recebidos pedidos de cursos clínicos de mais 18 países.

- O TAR faz agora parte do programa de formação regular do pessoal de saúde oral no Camboja, nas Fiji e no Zimbabué.

- O ART está atualmente a ser utilizado em 25 países.
- Estão a decorrer ensaios de campo do TARV em 11 países e outros 17 países têm planos para realizar ensaios de campo.

- Estão em curso estudos clínicos e/ou laboratoriais relacionados com a TAR nas universidades de Adelaide, Amesterdão, Hong Kong, Cidade de Ho Chi Minh, Cidade do Cabo, Kuopio, Milão e

Nijmegen.

- O manual ART está disponível em inglês, espanhol e nas línguas da Tailândia, Laos, Camboja, Vietname e Japão. Estão em curso traduções para chinês e francês e está a ser estudada a tradução para árabe.

- Foram desenvolvidas diretrizes para um protocolo de investigação ou estudos clínicos da técnica e dos materiais ART.

- Uma rede de informação eletrónica (ART-ODONT) foi lançada na 73ª reunião da IADR em Singapura, em 1995.

Capítulo 4. Revisão da literatura

Taylor CL et al. (1973)[18] realizaram um estudo sobre a penetração do selante de fossas e fissuras e os factores que influenciam a sua penetração. Os resultados deste estudo indicaram que apenas os planos inclinados das cúspides são limpos, independentemente do método de profilaxia, e que o material residual permanece nas fossas e fissuras, nas quais a pasta de limpeza pode ser forçada. O condicionamento é mais frequentemente limitado aos planos inclinados das cúspides, com o selante a preencher consistentemente as fissuras largas e pouco profundas, mas inconsistentemente as fissuras estreitas, profundas e constritivas.

Boudreau GE et al. (1976)[19] reviram a literatura sobre a eficácia do selante de superfície como medida preventiva para as fossas e fissuras desde 1965 até à atualidade, com a maioria dos estudos a lidar com o produto BIS-GMA, o material mais eficaz relatado até à data. A revisão concluiu que as evidências mostram que o selamento das fossas e fissuras é uma medida preventiva eficaz e os relatórios indicam que a utilização de um agente reduz a incidência de cáries de 65% a 99%, sendo que o estudo clínico mais longo registado teve uma duração de 2 anos.

Owell PB et al. (1977)[20] um estudo in vitro e in vivo para investigar a microinfiltração em torno do selante de fossas e fissuras Nuva Seal em dentes humanos através do método de isótopos e autoradiografia. O estudo concluiu que as propriedades de selagem do material de teste em condições orais não tinham qualquer efeito e que o aumento da fuga não era função do tempo. As forças oclusais contribuíram provavelmente para a deterioração das propriedades deste material e, por vezes, para a microinfiltração.

Meiurs JC et al. (1984)[21] estudaram o tratamento das fissuras cariosas questionáveis com técnicas invasivas e não invasivas e concluíram que se o clínico conseguir aceitar as fissuras cariosas questionáveis como uma infeção bacteriana que pode ser tratada para eliminar a causa específica da infeção, em vez de eliminar tanto a estrutura dentária minimamente envolvida como a infeção bacteriana, pode estar a chegar uma nova era no tratamento da cárie. As técnicas invasivas predominaram no passado e proporcionaram uma resolução aceitável da infeção bacteriana. No entanto, com uma maior compreensão dos efeitos de vários tratamentos não invasivos na microbiota da fissura, juntamente com o sucesso destas técnicas em ensaios clínicos, os clínicos teriam uma técnica de gestão da fissura oclusal verdadeiramente conservadora.

Handelman SL et al. (1986)[22] concluíram no seu estudo que as bactérias têm maior dificuldade em sobreviver sob um selante intacto, no entanto, apenas um número limitado poderia sobreviver, mas não seria capaz de destruir a estrutura dentária. Por fim, a lesão cariosa torna-se estéril; isto dá provas de que o selante de fossas e fissuras trava a cárie dentária.

Trowbridge HO (1987)[23] realizou um estudo para discutir as causas da microinfiltração; para examinar as condições sob as quais a microinfiltração pode ser aumentada ou diminuída. Rever brevemente as técnicas de investigação que foram desenvolvidas para examinar as falhas que se formam à volta das restaurações e considerar os efeitos adversos da microinfiltração no esmalte, dentina e polpa. Concluiu-se que, ao avaliar o papel da microinfiltração como fator etiológico da doença pulpar, é necessária mais informação sobre a natureza, a concentração e a toxicidade das substâncias que chegam à polpa através dos túbulos dentinários. A evidência crescente apoia a teoria de que, a menos que a microinfiltração permita que as bactérias se estabeleçam nas paredes da cavidade, nenhum material restaurador é bem tolerado pela polpa.

Goday FG et al. (1987)[24] efectuaram um estudo para avaliar a técnica de limpeza de fissuras concebida para aumentar a área de condicionamento do esmalte, raspando o ácido nas fissuras. Foi postulado que isto permitiria uma maior penetração do ácido e do selante na fissura. Não se registaram diferenças morfológicas distinguíveis entre o método convencional e o método de raspagem. O tegumento residual na fossa e na fissura não foi removido pelo método de raspagem.

Ranalli DN et al. (1989)[25] um estudo de implante para testar a toxicidade do selante nos tecidos subcutâneos de cobaias, monitorizando a resposta histológica ao longo de um período de teste de 2-12 semanas. Concluíram que, após o implante subcutâneo de um selante de fossas e fissuras, é provável que ocorra uma reação de corpo estranho durante as primeiras duas semanas, mas que esta se resolva ao fim de 12 semanas. Além disso, a fibrose reactiva inicial dará lugar a uma parede fibrosada fina ao fim de 12 semanas e a resposta inflamatória inicial diminuirá.

Ovrebo RN et al. (1990)[26] realizaram um estudo para investigar a microinfiltração que ocorre nas fissuras após serem seladas com cimento de ionómero de vidro (Fuji III) e selante de fossas e fissuras à base de resina (Concise). Este estudo indica que o Fuji III é mal retido nas fissuras e que o material permite a microinfiltração mesmo quando está totalmente retido; no entanto, não foi observada qualquer microinfiltração quando a fossa e as fissuras foram seladas com um selante à base de resina (Concise). O material pode, no entanto, prevenir a cárie através da libertação de flúor e do facto de se encontrarem restos do cimento nas fissuras, que clinicamente parecem tê-lo perdido. Isto indica que a cárie pode ocorrer mesmo em caso de perda de retenção do selante.

Mejarel et al. (1990)[27] realizaram um estudo para comparar a taxa de retenção do cimento de ionómero de vidro formulado para o selamento de fissuras com dois selantes à base de resina. 61% do cimento de ionómero de vidro foi perdido no prazo de 6-12 meses e 84% após um período de 30-36 meses, quando comparado com a retenção de até 93% no caso do selante à base de resina.

Croll TP (1992)[28] referiu que os cimentos de ionómero de vidro têm as vantagens da lixiviação de iões fluoreto, o coeficiente de expansão térmica é semelhante ao da estrutura dentária, a ligação química à dentina e ao esmalte, a estabilidade dimensional, a insolubilidade em fluidos orais a temperaturas intra-orais e são biocompatíveis. Além disso, podem ser aparados e selados após a colocação de uma restauração de ionómero de vidro ou de resina.

Croll TP (1993)[29] referiu que os materiais de ionómero de vidro fotopolimerizados têm propriedades melhoradas quando comparados com os cimentos de ionómero de vidro auto-endurecidos em termos de resistência ao desgaste, força e libertação de iões fluoreto.

Crim GA (1993)[30] realizou um estudo sobre dois materiais restauradores de ionómero de vidro curados com luz visível e cimento de ionómero de vidro convencional (Fuji II LC, Variglass VLC e Fuji II GC). Não ocorreu microinfiltração nas interfaces das restaurações e do dente.

Forss H et al. (1994)[31] compararam a retenção e o efeito preventivo das cáries do ionómero de vidro (Fuji III) e do selante de fissuras fotopolimerizável à base de resina (Delton). Após dois anos, 26% do ionómero de vidro e 82% do selante à base de resina estavam totalmente presentes, o resultado indicou que o selante à base de resina era mais bem retido.

Frencken J.E. et al (1994)[32] relataram a longevidade das obturações e selantes colocados utilizando a técnica em condições de campo na Tailândia rural. A cárie dentária foi tratada utilizando a técnica ART numa aldeia, enquanto a população de uma segunda aldeia recebeu cuidados de restauração (obturações de amálgama) através de unidades dentárias móveis. Uma terceira aldeia serviu de controlo. Em ter um ano, 79% das obturações ART de superfície única e 55% das obturações ART de mais de uma superfície colocadas em dentes decíduos foram consideradas bem sucedidas. A taxa de sucesso das obturações ART na dentição permanente (principalmente obturações de superfície única) foi de 93% e a taxa de retenção dos selantes foi de 78%.

ArandaM et al. (1995)[33] avaliaram a retenção e o desgaste de um ano do cimento de ionómero de vidro fotopolimerizável utilizado com o selamento de fossas e fissuras. Os resultados da MEV revelaram que, mesmo após um ano de pós-operatório, embora tivesse ocorrido um desgaste considerável, o ionómero de vidro era evidente no fundo das fossas e fissuras em todos os dentes.

Songpaisan Y et al. (1995)[34] efectuaram um estudo baseado na comunidade para avaliar os diferentes métodos de prevenção da cárie dentária em crianças com idades compreendidas entre os 7 e os 13 anos. Os materiais utilizados no estudo foram os cimentos de ionómero de vidro, os selantes à base de resina e a solução de HF a 0,5% como material de controlo. Os resultados indicaram que houve um ligeiro aumento insignificante de cáries em relação ao grupo de controlo, que tinha 0,5% de HF.

Johnson LM et al. (1995)[35] realizaram um estudo in vitro para examinar o efeito dos cimentos de ionómero de vidro modificados com resina na penetração do corante quando o cimento foi utilizado como selante de fossas e fissuras. Este estudo mostrou que a penetração do corante era significativamente maior no cimento de ionómero de vidro modificado com resina em comparação com os selantes de fossas e fissuras à base de resina.

Phantumvanitet al (1996)[36] comparou a técnica A.R.T. com as restaurações de amálgama convencionais no tratamento da cárie dentária. A longevidade das restaurações foi determinada através do cálculo das taxas de sobrevivência cumulativas estimadas. As taxas de sobrevivência das restaurações ART e das restaurações de amálgama foram satisfatoriamente significativas. Concluíram que o ART é a abordagem mais viável para o tratamento da cárie dentária, especialmente para uma lesão de superfície na dentição permanente. A simplicidade da técnica ART tornou a restauração dos dentes mais fácil. O ART pode assim tornar o controlo da cárie dentária mais viável para todas as pessoas, independentemente das suas condições económicas e de vida.

GotjamanousT (1996)[37] estudou a aplicação de solução de fluoreto de prata a 40% nas cavidades preparadas de profundidade moderada em dentes extraídos, este teste não conseguiu demonstrar a passagem do fluoreto de prata para a polpa dentária. Uma vez que não afectou a polpa dentária, a utilização do fluoreto de prata como adjuvante do tratamento na técnica ART, para o tratamento de lesões cariosas profundas, é considerada segura.

Horowitz AM (1996)[38] referiu que, apesar de a cárie dentária ter diminuído drasticamente em muitos países industrializados, esta doença tem aumentado nos países menos desenvolvidos. Além disso, a cárie dentária continua a ser um problema de saúde pública, mesmo na maioria dos países industrializados, porque a frequência da doença é mais prevalente entre subpopulações sem acesso a regimes preventivos e tratamento. Nalguns países em desenvolvimento, onde as instalações e os serviços dentários são raros, devem ser utilizadas medidas alternativas para o tratamento de lesões francas, a linha "Tratamento Restaurador Atraumático" (ART). Este procedimento, aprovado e ativamente promovido pela Organização Mundial de Saúde, não requer anestesia e os seus custos são mínimos.

Theodoridou-Pahini S et al. (1996)[39] compararam e avaliaram o grau de microinfiltração exibido pelo selante à base de resina (Conscise) e pelo selante de ionómero de vidro (Fuji III). Todos os materiais apresentaram microinfiltração tanto nos espécimes termociclados como nos não termociclados, o resultado apoia a prática de abrir fissuras questionavelmente cariosas e remover a cárie antes de selar.

Van-Amerongen WE (1996)[40] relatou as limitações da técnica ART. Uma vez que apenas foram utilizados intrumentos manuais, as cáries dentárias podem ser deixadas para trás durante a preparação da cavidade e, em segundo lugar, os cimentos de ionómero de vidro utilizados atualmente têm algumas propriedades mecânicas desfavoráveis no que diz respeito à força, resistência ao desgaste e contração durante a presa.

Sarne S et al. (1996)[41] compararam a microinfiltração de quatro combinações diferentes de restaurações de ionómero de vidro e de resina. A microinfiltração das restaurações de ionómero de vidro fotopolimerizável e de resina foi significativamente menor do que a do ionómero de vidro quimicamente polimerizado. As restaurações de ionómero de vidro fotopolimerizável e de resina composta ligada à dentina apresentaram um grau de fuga inferior ao da sanduíche de compósito de ionómero de vidro e da restauração de ionómero de vidro quimicamente polimerizada.

Simonsen RJ (1996)[42] analisou a literatura sobre os cimentos de ionómero de vidro utilizados como selante de fissuras. A literatura indica que a retenção do selante à base de resina é melhor do que a do selante de ionómero de vidro, mas as diferenças na prevenção de cáries permanecem equívocas.

Kilpatrick NM et al. (1996)[43] compararam a durabilidade da restauração mínima de compósito selante (MCR) com a da restauração de ionómero de vidro (GSR). Os resultados indicam d que não houve diferença significativa na durabilidade da MCR em comparação com a GSR no tratamento de cáries oclusais. No entanto, o selante de fissuras teve uma melhor retenção quando comparado com o selante acima mencionado.

Winkler MM et al. (1996)[44] compararam a utilização de selantes de fossas e fissuras à base de resina e cimentos de ionómero de vidro modificados com resina como selantes oclusais. Os autores documentaram a retenção do selante, a microinfiltração, as cáries secundárias e a coloração marginal entre os dois materiais. Concluíram que, ao fim de um ano, a retenção e as discrepâncias marginais do ionómero de vidro modificado com resina eram significativamente menores do que o selante de fossas e fissuras à base de resina.

Smales RJ et al. (1997)[45] estudaram os cimentos de ionómero de vidro convencionais de Classe IV desenvolvidos especificamente para a utilização com a técnica ART. Compararam o cimento à base de resina com o cimento não à base de resina relativamente à penetração do corante, aos espaços vazios do material e à penetração completa da fissura do esmalte. Estes cimentos podem revelar-se úteis no tratamento de crianças apreensivas e em países onde não existem dentistas altamente qualificados.

Frencken JE et al. (1998)[46] relataram a utilização da técnica ART, na qual utilizaram apenas os instrumentos manuais na remoção dos tecidos descalcificados e na sua restauração com materiais restauradores adesivos. Este estudo foi realizado no Zimbabué, e os autores concluíram que a técnica ART poderia tornar os cuidados orais restauradores mais acessíveis a uma maior parte da população mundial do que é atualmente.

Frencken JE et al. (1998)[47] realizaram um estudo no qual o ART foi aplicado a estudantes de 1994 a 1997. Foi utilizado um novo ionómero de vidro (Fuji IX) como material de restauração e selante. Os selantes foram colocados em alunos com alto risco de cárie usando a técnica "press-finger[(1)]". Um total de 297 restaurações ART de uma superfície e 95 selantes de ionómero de vidro foram colocados em 142 e 66 alunos, respetivamente. Os resultados revelaram que as taxas de sobrevivência a 3 anos das restaurações ART de uma superfície foram de 88,3%, variando entre 94,3% e 65,4% por operador, e 71,45 dos selantes total e parcialmente retidos sobreviveram, variando entre 100% e 55,6% por operador.

Beltran Aguilar ED et al. (1999)[48] resumiram os dados sobre a prevalência e a gravidade da cárie dentária recolhidos pelos países membros da Organização Pan-Americana da Saúde (OPAS) desde a década de 1970. O número médio de dentes cariados, perdidos e obturados (DMF-T) entre crianças de 12 anos de idade e a contribuição relativa de cada componente do DMF-T foram recolhidos. Concluíram que os países atingiram o objetivo da Organização Mundial de Saúde (OMS) para o ano 2000 de uma média de DMF-T < ou = 3, mas outros ainda estão longe de atingir esse objetivo. Desde 1994, o Programa Regional de Saúde Oral da OPAS desenvolveu duas estratégias para abordar estas questões: a introdução e o reforço dos programas nacionais de prevenção com fluoretos e a introdução do tratamento restaurador atraumático (ART).

Ho TF et al. (1999)[49] avaliaram, num estudo clínico durante 2 anos, a deterioração de dois cimentos de ionómero de vidro utilizados com a técnica ou abordagem do tratamento restaurador atraumático (ART). Cinquenta e cinco restaurações de Fuji IX e 45 de ChemFil Superior foram colocadas aleatoriamente em 23 pacientes adultos, principalmente em pequenos preparos oclusais em dentes molares. Após 2 anos, 34,5% dos selantes pareciam estar completamente perdidos, com cáries registadas em 5,3% das fissuras expostas. As falhas de restauração de 7,0% deveram-se ao desgaste e fratura dos cimentos e a cáries recorrentes. O desgaste cumulativo médio foi de 83,1 mícrones para o Fuji IX e 104,0 mícrones para o ChemFil Superior, o que não foi estatisticamente significativo.

Holmgren CJ et al. (1999)[50] analisaram a investigação recente e os desenvolvimentos no que diz respeito ao tratamento restaurador atraumático. Identificaram as áreas que requerem mais investigação, incluindo a avaliação de restaurações ART com duração superior a 3 anos, utilizando critérios de avaliação reconhecidos, restaurações ART multi-superfície, restaurações ART em dentes decíduos e selantes ART. Para além disso, a possibilidade e os potenciais perigos das cáries remanescentes após a limpeza da cavidade com instrumentos manuais devem ser investigados e os resultados ponderados em relação aos danos conhecidos no tecido dentário sadio causados pelas técnicas mais rotineiras de preparação da cavidade. Devem ser desenvolvidos e avaliados novos materiais de restauração bioactivos que ofereçam a possibilidade de cicatrizar lesões de cárie dentária. Finalmente, devem ser investigados os aspectos comportamentais e educacionais da abordagem ART.

Luo Y et al. (1999)[51] avaliaram a segurança e eficácia de uma nova restauração de ionómero de vidro, ChemFlex, e compararam o seu desempenho clínico e desgaste com outro material popular, Fuji IX GP, quando utilizado com a abordagem de tratamento restaurador atraumático (ART) em dentes posteriores de crianças em idade escolar. Após um ano, as taxas de sucesso das restaurações ART nos dentes decíduos foram de 96,6% para as restaurações Chem Flex e 89,7% para as restaurações Fuji IX GP colocadas nos preparos cavitários de Classe I, enquanto apenas 46,2% (Chem Flex) e 61,5% (Fuji IX GP) das restaurações de Classe II foram avaliadas como clinicamente atisfatórias. Na dentição permanente, as taxas de sucesso foram de 94,6% e 98,2% para ChemFlex e Fuji IX GP, respetivamente. O desgaste oclusal médio após um ano nos dentes permanentes foi de 53,2 microns para o ChemFlex e 56,3 microns para o Fuji IX GP.

Mickenautsch S et al. (1999)[52] descreveram a mudança do perfil dos cuidados orais prestados através do Mobile Dental System (MDS), após a introdução do Tratamento Restaurador Atraumático (ART). Durante o primeiro ano de introdução do ART, as porcentagens de restaurações de amálgama e extrações dentárias diminuíram significativamente (P<0,0001). Os resultados indicaram que a redução nas restaurações de amálgama foi de 16,0% nos dentes permanentes e de 1,4% nos dentes posteriores decíduos. A extração de dentes posteriores foi reduzida em 17,4 por cento na dentição permanente e em 35,7 por cento na dentição decídua. A componente restauradora dos cuidados orais aumentou 33,4 por cento nos dentes permanentes e 37,1 por cento nos dentes posteriores primários. A sobrevivência de um ano das restaurações ART de uma superfície utilizando Fuji IX e Ketac Molar foi de 93,6 por cento. A retenção total e parcial do selante foi obtida em 75 por cento dos casos após um ano.

Mjor IAet al. (1999)[53] analisaram criticamente os resultados obtidos com a técnica do Tratamento Restaurador Atraumático (ART). O ART oferece uma oportunidade para o tratamento dentário restaurador em condições de campo onde não há eletricidade disponível. Foram publicados dados relativos a três anos, mas faltam estudos a longo prazo utilizando alternativas de comparação relevantes. Até à data, o ART tem sido largamente utilizado em populações com um baixo CPOD. A técnica também deve ser aplicada a pacientes de alto risco com cáries galopantes antes que o benefício máximo do tratamento possa ser determinado.

Smales RJ et al. (1999)54 avaliaram a eficácia do tratamento restaurador atraumático (ART), instrumentos manuais e brocas de aço redondas para remover cáries na junção esmalte-dentina (EDJ) em cavidades oclusais preparadas em 50 molares permanentes extraídos. Não foram encontradas diferenças estatisticamente significativas entre os dois métodos de remoção de cáries para a quantidade de dentina residual com coloração castanha presente (chi(2) = . 394, p = 0,64), mas houve para a quantidade de dentina com coloração vermelha presente (chi(2) = 32,137, p<0,0001), embora 57% das secções do ART e 80% das secções das brocas de aço tivessem muito pouca a ligeira coloração vermelha presente.

Van Amerongen WEet al. (1999)[55] avaliaram se o ART é atraumático em termos de desconforto para o paciente e de preservação dos tecidos dentários.359 pacientes foram divididos em dois grupos; um grupo foi tratado com instrumentos manuais e o outro com equipamento rotativo. Cada paciente recebeu duas restaurações, uma de amálgama e outra de ionómero de vidro. Foi referido um menor desconforto com a abordagem ART em comparação com as restaurações convencionais efectuadas com instrumentos rotativos e amálgama. Além disso, os preparos com instrumentos manuais eram mais pequenos do que os produzidos com instrumentos rotativos.

Weerheijm KLet al. (1999)[56] analisaram as medidas de proteção contra os efeitos da cárie residual e as suas consequências, de modo a obter uma impressão da justificação para a escavação (in) completa da cárie dentária oclusal. São considerados três tipos de medidas: isolar o processo de cárie do ambiente oral, escavar a dentina cariada e utilizar um material de preenchimento cariostático. Cada uma destas medidas contribui para a paragem do processo de cárie. No entanto, nenhuma destas medidas é capaz de travar o processo por si só. Concluiu-se que parece ser necessária uma combinação das três.

Rahimtoola et al. (2000)[57] relataram dor relacionada com a restauração dentária em 19,3% dos casos, quando foi utilizada a técnica ART, o que é significativamente menos do que com uma técnica de restauração convencional (35,7%). Finalmente, os resultados mostram uma relação clara nos relatos de dor entre o primeiro e os seguintes tratamentos em ambos os grupos de ART e de técnica convencional.

Smales RJ et al. (2000)[58] avaliaram a capacidade dos cimentos de ionómero de vidro convencionais fabricados especificamente para a abordagem do tratamento restaurador atraumático (ART) para inibir a desmineralização in vitro do esmalte. Vinte e quatro dentes pré-molares permanentes sadios, tiveram cavidades cervicais preparadas em esmalte. Estes foram restaurados com Fuji IX, Fuji IX GP, Ketac-Molar e Compoglass, e depois termociclados antes de serem colocados numa solução desmineralizadora (ácido lático 0,1 M com 1 g/1 de hidroxiapatite dissolvida a pH 4,7) durante quatro semanas. Os dentes foram seccionados e examinados com um microscópio de luz polarizada, e as medições das lesões foram efectuadas utilizando um software de análise de imagem. Os resultados indicaram que o compoglass e o Ketac-Molar apresentaram uma erosão superficial significativamente menor do que os outros dois cimentos (P<0,0001). A inibição da desmineralização do esmalte imediatamente adjacente às margens da restauração foi mais frequente com os cimentos de ionómero de vidro (20,5 - 25,0%) do que com o compoglass (13,0%).

Smales RJ et al. (2000)[59] avaliaram as restaurações ART utilizando diferentes preparações cavitárias com um intervalo de 12 meses. As restaurações ART de Classe II / multi-superfície e Classe III/IV mostraram geralmente taxas de sucesso de aproximadamente 55-75% e 35-55%, respetivamente. Os insucessos foram normalmente devidos a perdas de restaurações e fracturas. As restaurações ART de Classe I e V/superfície única tiveram taxas de sucesso a curto prazo muito melhores, de aproximadamente 80-90%. As cáries recorrentes não foram uma preocupação, mas o desgaste oclusal foi relativamente elevado. Concluíram que ainda são necessárias mais melhorias nas propriedades mecânicas e adesivas dos cimentos mais recentes.

Kikwilu EN et al. (2001)[60] avaliaram o desempenho clínico de restaurações atraumáticas utilizando Fuji IX como material de preenchimento em condições de campo. 296 lesões cariosas em crianças do ensino primário com idades entre os 8 e os 15 anos foram preenchidas com cimento de ionómero de vidro Fuji IX de acordo com as instruções do fabricante. Os resultados indicaram que 94% das restaurações avaliadas foram classificadas como boas e intactas, enquanto 1,7% foram classificadas como tendo defeitos ligeiros que não necessitavam de reparação, dando uma taxa de sobrevivência de 1 ano de 96,1%, que foi suficientemente elevada para recomendar a utilização generalizada do ART na Tanzânia.

Lo EC et al (2001)[61] compararam o desempenho clínico de 2 cimentos de ionómero de vidro (Chemflex e Fuji IX GP), quando utilizados com o tratamento restaurador atraumático. Foram incluídas 89 crianças em idade escolar, com idades compreendidas entre os 6 e os 14 anos, que apresentavam pares de dentes posteriores cariados bilateralmente. As restaurações foram avaliadas direta e indiretamente a partir de réplicas de gesso. As taxas de sobrevivência cumulativa de 24 meses das restaurações ART nos dentes decíduos foram de 93% e 90% para as restaurações de Classe I Chemflex e Fuji IX GP, respetivamente, enquanto 40% e 46% para as restaurações de Classe II colocadas com os respectivos materiais. Na dentição permanente, apenas foram envolvidas restaurações de Classe I e as taxas de sobrevivência foram de 95% e 96% para

Chemflex e Fuji IX GP. Para a dentição decídua após 24 meses, a média líquida oclusal foi de 87 microns para o Chemflex e 85 microns para o Fuji IX GP. O desgaste oclusal para a dentição permanente foi de 75 µ para o Chemflex e 8,5 µ para o Fuji IX.

Lo EC et al. (2001)[62] realizaram um estudo para fornecer restaurações utilizando a abordagem ART a crianças em idade pré-escolar no sul da China, num ambiente de jardim de infância, utilizando um material de restauração de ionómero de vidro de alta resistência para avaliar a aceitabilidade desta abordagem e para avaliar numa base longitudinal as restaurações colocadas. Um total de 170 restaurações ART foram colocadas em 95 crianças. As restaurações foram avaliadas a cada seis meses usando exploradores e espelhos bucais. Os resultados indicaram que 93% das crianças relataram que não sentiram dor durante o tratamento e 86% estavam dispostas a receber novamente restaurações ART. As taxas de sobrevivência cumulativas de 12 e 30 meses das restaurações de Classe I foram de 91% e 79%, respetivamente. Os valores correspondentes para as restaurações de Classe V foram de 79% e 70%, enquanto os valores para as restaurações de Classe II foram de 75% e 51%.

Mandari GJ et al. (2001)[63] compararam a eficácia de três abordagens de tratamento de restauração minimamente invasivas para lesões dentárias em superfícies oclusais. As abordagens testadas incluíram um tratamento convencional e um tratamento convencional modificado e um Tratamento Restaurador Atraumático (ART) modificado. 430 pares contralaterais de cavidades oclusais foram restaurados com amálgama ou ionómero de vidro em molares permanentes de 152 crianças em idade escolar por um terapeuta dentário. As restaurações foram avaliadas utilizando um critério USPHS-Ryge modificado. Após 2 anos, a percentagem cumulativa de sobrevivência das restaurações oclusais de amálgama e ionómero de vidro foi de 92% e 96%, respetivamente. A sobrevivência de todas as restaurações no grupo convencional, convencional modificado e ART modificado foi de 96%, 96% e 91%, respetivamente.

Mickenautsch S et al. (2001)[64] promoveram o tratamento restaurador atraumático a vários níveis do sistema de cuidados de saúde oral na República da África do Sul. Os objectivos do programa consistiam em iniciar e proporcionar formação aos profissionais de saúde oral em ART, avaliar o resultado dos programas de formação e de serviços e divulgar os resultados. Também descreveu as divisões da atividade ART em 2000, no que diz respeito aos serviços de saúde públicos, privados e de refugiados.

Motsei SM et al. (2001)[65] avaliaram o uso de restaurações e selantes de Tratamento Restaurador Atraumático (ART) em condições de campo. Ambos foram avaliados quanto às suas propriedades retentivas e ao desenvolvimento de cáries secundárias adjacentes aos procedimentos. Os selantes foram avaliados em intervalos de 6 e 12 meses. Após 12 meses, 56,5% das restaurações ART ainda estavam presentes na dentição decídua e 84% na dentição permanente. Destas, 85,1% não apresentavam defeitos na dentição decídua e 78,6% não apresentavam defeitos na dentição permanente. 72,3% dos dentes decíduos e 92% dos dentes permanentes nos quais as restaurações ART foram colocadas não tinham cáries após 1 ano.

Munshi AK et al. (2001)[66] avaliaram a eficácia do Carislov na remoção quimio-mecânica da dentina cariada, o tempo necessário para a remoção da cárie, a perceção do tratamento pelo paciente e a avaliação radiográfica da restauração. 50 molares decíduos e permanentes com lesões de cárie dentária foram escavados utilizando esta técnica de remoção de cárie. A técnica de remoção quimio-mecânica de cáries utilizando Carislov provou ser uma modalidade de tratamento atraumático eficaz com potencial interesse para utilização em odontopediatria clínica.

Yip HK et al. (2001)[67] analisaram a técnica ou abordagem de tratamento restaurador atraumático para a restauração de dentes decíduos e permanentes. Embora os cimentos de ionómero de vidro convencionais tenham resistências mecânicas e adesivas relativamente fracas, as suas caraterísticas biológicas satisfatórias, a facilidade de utilização e os baixos custos são vantagens distintas. Foi demonstrado um desempenho clínico satisfatório para restaurações posteriores de superfície única ao longo de três anos.

Castro A et al. (2002)[68] avaliaram a microinfiltração do novo ionómero de vidro convencional, Fuji IX gp, em comparação com o Fuji II, um ionómero de vidro modificado com resina (Vitremer) e uma resina composta em dentes decíduos e permanentes. 25 pré-molares humanos extraídos e 13 molares primários foram restaurados com diferentes materiais, seguindo as instruções dos fabricantes. As restaurações foram submetidas a termociclagem seguida de avaliação da microinfiltração com nitrato de prata a 50% e análise de imagem computorizada. Os resultados revelaram que o Fuji II apresentou mais infiltrações do que todos os outros grupos (P<0,01).

Mickenautsch Set al. (2002)[69] compararam os custos estimados de uma restauração de amálgama, resina composta e ART no âmbito do Conselho de Fundos de Saúde (BHF). Os custos fixos e variáveis foram calculados através do preço dos itens e equipamentos utilizados no procedimento. Os resultados indicaram que o custo de capital anual da abordagem ART é de aproximadamente 50% das outras duas opções. Além disso, o ART pode ser realizado como uma alternativa economicamente viável ao procedimento de tratamento convencional no contexto clínico.

Rahimtoola S et al. (2002)[70] compararam a técnica ART com outra técnica de tratamento mais convencional. Os resultados deste estudo mostraram que a preparação com instrumentos manuais resultou em cavidades de menor tamanho e, portanto, pode ser menos traumática para o dente. Também foi associada a menos reacções de dor em comparação com a técnica mais convencional. Embora a preparação com instrumentos manuais necessite de mais tempo, a sobrevivência da restauração de cimento de ionómero de vidro foi comparável à da restauração de amálgama de superfície única.

Van P (2002)[71] descreve os problemas prevalecentes em matéria de cuidados orais nos países de economia de mercado não estabelecida (nom-EME). A situação atual, com um grande número de casos de doenças orais não tratados, a desigualdade nos sistemas de prestação de cuidados e a quase inexistência de uma prevenção adequada orientada para a comunidade. São propostos quatro componentes dos cuidados orais para alcançar os cuidados de saúde primários: cuidados de emergência, exposição ao flúor, educação para a saúde oral e técnica de restauração atraumática. O conteúdo exato e a extensão de cada componente em vários países dependem das condições locais existentes, do nível de desenvolvimento e das necessidades da população.

Yip HK et al. (2002)[72] compararam as taxas de sucesso de restaurações de cimento de ionómero de vidro colocadas com a abordagem de tratamento restaurador atraumático e métodos convencionais de preparação da cavidade. Dois cimentos de ionómero de vidro convencionais encapsulados, de alta resistência e estéticos foram colocados em 82 Classe I e 53 Classe II através de tratamento restaurador atraumático e preparações de cavidades convencionais, e uma liga de amálgama encapsulada foi colocada em 32 preparações convencionais de classe I, em molares primários vitais de 60 crianças chinesas com idades entre os 7 e os 9 anos. As taxas de sobrevivência para GIC quando o método ART foi utilizado foram de 92,9% para a Classe I e 64,7% para a Classe II. Na preparação convencional da cavidade para a Classe II, as taxas de sobrevivência do GIC foram de 86,7%, mas para a Classe I não houve diferença.

Yip HK et al. (2002)[73] analisaram o sucesso dos novos cimentos de ionómero de vidro convencionais estéticos mais viscosos (GIC), que foram comercializados especificamente para a técnica de restauração atraumática quando utilizados como selante de fossas e fissuras. As fissuras de esmalte são bem condicionadas com ácido poliacrílico e, em seguida, normalmente seladas com um CIV, utilizando o método de pressão com os dedos. Os resultados mostraram que os cimentos de ionómero de vidro mais recentes parecem penetrar adequadamente in vitro e selar as fissuras oclusais em dentes molares permanentes, e os estudos clínicos da abordagem ART ao longo de 3 anos encontraram 70% de retenção do selante, com aproximadamente 0-4% de cáries nas fissuras.

Yip HK et al. (2002)[74] um estudo para avaliar o efeito de dois métodos de preparação da cavidade na sobrevivência inicial de dois cimentos de ionómero de vidro mais viscosos (Fuji IX GP e Ketac Molar), colocados nas superfícies oclusais de dentes molares permanentes. Três dentistas colocaram 149 restaurações em 68 pacientes adultos, utilizando o tratamento restaurador atraumático/métodos convencionais de preparação da cavidade para colocar os dois cimentos de ionómero de vidro encapsulados e, para comparação, utilizaram uma liga de amálgama com alto teor de cobre na preparação convencional. Os resultados mostraram que o instrumento manual ART demorou duas vezes mais tempo do que os instrumentos rotativos convencionais. Aos 12 meses, o desgaste oclusal líquido acumulado médio para o Fuji IX GP foi de 77 ± 47 micrómetros e para o Ketac molar 83 ± 51 micrómetros.

Honkala Set al. (2002)[75] concluíram um estudo que utilizou a abordagem do tratamento restaurador atraumático como procedimento complementar nos serviços de saúde oral para os idosos. Foi testado em 1997-1999 em Helsínquia entre 119 idosos que viviam nas suas casas. Após 1 ano, 68% das obturações foram avaliadas como sendo boas. Concluiu-se que o ART poderia ser uma abordagem adequada nos cuidados dentários para os idosos e recomendaram-se mais estudos com uma população maior e com um período de acompanhamento mais longo.

Taifour D et al. (2003)[76] realizaram um estudo para testar a sobrevivência de restaurações colocadas através da abordagem ART utilizando cimentos de ionómero de vidro e restaurações de amálgama em dentes permanentes após 3 anos. O estudo mostrou uma percentagem de sobrevivência cumulativa a 3 anos das restaurações ART de superfície única e de amálgama de 82% e 76,9%, respetivamente. Concluíram que o ART com ionómero de vidro poderia ser adaptado como tratamento de escolha para utilização em programas de saúde oral de escolas primárias.

E. Honkala et al. (2003)[77] avaliaram a viabilidade da abordagem do tratamento restaurador atraumático em dentes decíduos e compararam a abordagem ART com as restaurações tradicionais de amálgama em molares decíduos. Num acompanhamento de 2 anos, 89,6% de todos os dentes testados foram submetidos a um tratamento convencional, a um tratamento convencional modificado e a um ART modificado. As restaurações foram avaliadas utilizando um critério USPHS (United States Public Health Services) - Ryge modificado. Após dois anos, a percentagem de sobrevivência cumulativa das restaurações de amálgama oclusal e de ionómero de vidro foi de 92% e 96%, respetivamente. Concluíram que em países que enfrentam escassez de recursos para cuidados dentários, o ART parece ser uma abordagem restauradora promissora para cáries oclusais em dentes posteriores.

De Souza EM et al. (2003)[78] avaliaram o desempenho de dois diferentes cimentos de ionómero de vidro utilizando a técnica do Tratamento Restaurador Atraumático (ART) em dentes permanentes. Um total de 473 restaurações ART foram colocadas em 208 crianças em idade escolar (7-12 anos de idade) por dois operadores previamente treinados, usando cimentos de ionómero de vidro de alta densidade e modificados por resina. Após um período de 8 meses, 193 pacientes estavam presentes após a recolha e 428 restaurações foram avaliadas e fotografadas. Os resultados mostraram uma taxa de sucesso de 86,2% para restaurações oclusais com Fuji IX e 88,4% para as restaurações com Fuji Plus. Um total de 86,7% das restaurações aproximadas com Fuji Plus também foram consideradas bem sucedidas após 8 meses. O Fuji IX mostrou um desempenho promissor para restaurações ART oclusais e o Fuji Plus é também um material promissor para restaurações ART oclusais e aproximais.

Carvhalo CKS et al. (2003)[79] avaliaram a presença de estreptococos mutans (EM) na saliva após o uso da técnica do tratamento restaurador atraumático (ART). Dezasseis crianças de 5-7 anos de idade fizeram restaurações utilizando a técnica ART e empregando o cimento de ionómero de vidro FUJI IX como material de restauração. A saliva foi recolhida para avaliação microbiológica utilizando o Kit Caritest MS antes do tratamento, uma semana, quatro semanas e um ano após a utilização do ART. Os resultados mostraram uma redução significativa dos níveis de MS na saliva quando comparados os resultados antes do tratamento com os obtidos uma semana (95-95%; P = 0-003), quatro semanas (93-27%; P = 0-000) e um ano (95-56%; P = 0-002) após o ART. Concluiu-se, com base nos resultados, que a técnica ART se revelou satisfatória e parece ter produzido uma redução significativa e sustentada dos níveis de EM.

Cefaly DFG et al. (2005)[80] realizaram um estudo para avaliar o desempenho de dois cimentos de ionómero de vidro diferentes: um de alta densidade (Ketac Molar - ESPE) e um cimento modificado por resina (Fuji VIII - GC), utilizando a técnica de Tratamento Restaurador Atraumático para restaurar cavidades multi-superficiais em dentes permanentes. Um total de 60 restaurações ART (30 com cada material) foram colocadas em crianças em idade escolar (9-16 anos de idade) por dois operadores. Após um período de 6 meses, dois examinadores independentes avaliaram 59 restaurações de acordo com os critérios utilizados em estudos anteriores de ART. Os dados foram submetidos aos testes de McNemar e Fischer. A taxa de sucesso do tratamento foi de 98,3%. Uma restauração (Ketac Molar) foi substituída por outro material e foi registada como insucesso. As taxas de sucesso das restaurações foram de 100% e 96,6% para Fuji VIII e Ketac Molar, respetivamente. Não houve diferença estatisticamente significativa no sucesso das restaurações entre a linha de base e os 6 meses ($p>0,05$). A abordagem ART foi altamente adequada e eficaz em restaurações envolvendo duas ou mais superfícies dentárias, após 6 meses. Os resultados mostraram um desempenho promissor da técnica ART com ambos os materiais.

Lo ECM et al. (2007)[81] avaliaram o desempenho clínico de restaurações de tratamento restaurador atraumático (ART) colocadas em crianças em idade escolar na China durante um período de 6 anos. As restaurações ART foram colocadas em 197 crianças com idades entre os 12 e os 13 anos por cinco dentistas assistentes em quatro escolas. Um examinador avaliou as restaurações anualmente utilizando os critérios ART, enquanto que aos 5 anos um examinador externo independente utilizou os critérios do Serviço de Saúde Pública dos EUA (USPHS). Cinquenta e oito por cento das restaurações foram seguidas durante 6 anos. No exame de avaliação aos 6 anos, 76% e 59% das restaurações pequenas e grandes, respetivamente, estavam presentes e não apresentavam desgaste ou defeitos importantes ($P < 0,01$). Foram obtidos resultados semelhantes quando se utilizaram os critérios USPHS. Os resultados de uma análise de sobrevivência multinível mostram que a correlação entre a falha da restauração e o operador foi pequena, mas a falha das restaurações colocadas na mesma criança foi substancial. O desgaste líquido das restaurações pequenas e grandes após 6 anos foi de 176 e 172 micrómetros, respetivamente ($P > 0,05$). Isto sugere que a abordagem ART pode ser utilizada no contexto escolar para melhorar a saúde oral de grandes populações de crianças mal servidas.

Davidovich E et al. (2009)[82] avaliaram as propriedades antibacterianas de materiais restauradores usados no ART - três GICs e um óxido de zinco eugenol (ZOE) - in vitro. Os microrganismos testados foram Streptococcus mutans, Actinomycesviscosus e Enterococcus faecalis. Os autores utilizaram um ensaio espetrofotométrico de microtitulação quantitativa para avaliar o efeito antibacteriano dos materiais de restauração utilizando o teste de contacto direto (DCT) de materiais recentemente preparados e de materiais envelhecidos durante uma semana. Os GICs e ZOE recém-preparados não apresentaram crescimento bacteriano em todas as bactérias testadas, em comparação com um controlo. Este efeito manteve-se durante pelo menos uma semana para S. mutans e A. viscosus, mas não para E. faecalis. Os GICs convencionais utilizados no ART mostraram propriedades antibacterianas de superfície contra bactérias cariogénicas durante pelo menos uma semana.

Bonifacio CC et al. (2009)[83] avaliaram as propriedades mecânicas dos cimentos de ionómero de vidro (CIVs) utilizados no tratamento restaurador atraumático. Foram avaliadas a resistência ao desgaste, a dureza Knoop (Kh), a resistência à flexão (Fs) e à compressão (Cs). Os GICs utilizados foram o Riva Self Cure (RVA), Fuji IX (FIX), Hi Dense (HD), Vitro Molar (VM), Maxxion R (MXR) e Ketac Molar Easymix (KME). O desgaste foi avaliado após 1, 4, 63 e 365 dias. Os autores concluíram que o KME e o FIX apresentaram o melhor desempenho in vitro. O HD mostrou bons resultados, exceto no desgaste precoce.

Ercan E et al. (2009)[84]realizaram um ensaio clínico de 3 anos para comparar a eficácia do tratamento restaurador atraumático de alta viscosidade com selante de ionómero de vidro (ARTGIS) no desenvolvimento de cáries numa população de crianças que vivem em duas localidades distintas na cidade de Diyarbakir, no sudeste da Anatólia, Turquia. No total, foram realizados 368 procedimentos ART-GIS em 208 crianças com idades compreendidas entre os 9 e os 11 anos, enquanto 174 crianças que eram estudantes noutra escola no centro da mesma cidade não receberam o selante e serviram de controlo. O estado clínico do ART-GIS foi avaliado na linha de base e durante o primeiro, segundo e terceiro anos após a colocação. O grupo de controlo teve um número de novas cáries quase dez, cinco e três vezes maior do que o grupo ART durante o primeiro, segundo e terceiro anos, respetivamente. Estes resultados mostram claramente que o procedimento ART-GIS pode ser utilizado como um método preventivo em áreas rurais e/ou suburbanas onde outras abordagens preventivas não estão disponíveis nem são económicas.

Carvhalo TS et al. (2009)[85] efectuaram um estudo para rever a técnica ART como alternativa para reduzir a dor e o medo durante o tratamento dentário. Foram encontradas 120 referências, das quais apenas 17 se enquadraram nos critérios. Todos os autores concordaram que o ART promove menor desconforto para os pacientes, contribuindo para a redução da ansiedade e do medo durante o tratamento odontológico. Os resultados também indicaram que o ART minimiza a dor relatada pelos pacientes. Os autores concluíram que a abordagem do ART pode ser considerada como tendo caraterísticas favoráveis para o paciente, promovendo um tratamento "atraumático".

Roshan NM et al. (2010)[86] monitorizaram a contagem de Streptococcus mutans (SM) na saliva de crianças com idades compreendidas entre os 5 e os 7 anos durante um período de 6 meses com a utilização subsequente de Fuji IX, cimento de ionómero de vidro na técnica de restauração atraumática (ART). Foram selecionadas cem crianças para receberem ART utilizando o cimento de ionómero de vidro Fuji IX. O estado de cárie foi registado usando o índice DMFT e reavaliado após 6 meses usando o índice DMFS. A saliva foi recolhida para avaliação microbiológica da contagem de SM em quatro ocasiões, no início, 1 semana, 1 mês e 6 meses após a abordagem ART. Os resultados mostraram uma redução significativa dos níveis de SM na saliva imediatamente 1 semana após a abordagem ART com contagens médias de SM de 1,5763 (10 CFU/ml) e 1,1286 (10 CFU/ml) antes e 1 semana após a ART, respetivamente. Foi observada uma redução na contagem de SM em 89,47% das crianças após 1 semana de tratamento com ART. A contagem média de SM após 1 mês e 6 meses pós-ART foi de 1,4814 (10 CFU/ml) e 1,4722 (10 CFU/ml), respetivamente. Concluiu-se a partir dos resultados que a técnica ART foi bem sucedida na redução significativa das contagens de SM na saliva durante um período de 1 semana após o tratamento.

Gurunathan D et al. (2010)[87] compararam o desempenho clínico de dois cimentos de ionómero de vidro, Amalgomer CR e Fuji IX em cavidades pequenas e médias preparadas utilizando a abordagem de tratamento restaurador atraumático na Índia. Foram incluídas cem crianças em idade escolar, com idades compreendidas entre os 4 e os 9 anos, que apresentavam um par de lesões cariosas bilaterais em dentes posteriores decíduos. Foi utilizado um desenho de boca dividida em que dois materiais foram colocados aleatoriamente em lados contralaterais. O desempenho das restaurações foi avaliado após 1 ano utilizando os critérios de Frenken (1996). A taxa de sobrevivência das restaurações de classe I de Amalgomer CR e Fuji IX foi de 97,4% e 94,9%, respetivamente. Nas cavidades de classe II, 95,1% e 88,5% das restaurações de Amalgomer CR e Fuji IX foram bem sucedidas. O desempenho clínico de ambos os materiais foi satisfatório no final de 1 ano e o ART é um procedimento adequado para ser efectuado numa clínica dentária para crianças.

Marczuk-Colada G et al. (2011)[88] avaliaram a eficácia de um tratamento de três anos de cáries em dentes decíduos usando o método ART, e avaliaram a adequação do cimento de ionómero de vidro Fuji IX e do compómero Dyract AP usados como obturações permanentes. O estudo envolveu 91 crianças em idade pré-escolar tratadas com a técnica ART. Os defeitos foram preparados e depois preenchidos com cimento de ionómero de vidro Fuji IX ou compómero Dyract AP. Após 3 anos, foram avaliadas 276 obturações. Do total de 276, 244 (88,4%) obturações foram aceites, com os defeitos de superfície única a predominarem estatisticamente (95,9%) sobre o grupo de defeitos multi-superficiais (75,8%; p<0,0001). O autor concluiu que O resultado do método ART depende do tipo de material utilizado.

De Amorim RG et al. (2011)[89] realizaram uma meta-análise sobre a sobrevivência dos selantes e restaurações do tratamento restaurador atraumático (ART). Até fevereiro de 2010, foram pesquisadas quatro bases de dados. Duzentas e quatro publicações foram encontradas, e 66 relataram sobre a sobrevivência de restaurações ou selantes ART. Com base em cinco critérios de exclusão, dois revisores independentes selecionaram as 29 publicações que foram consideradas para a meta-análise. As taxas de sobrevivência das restaurações ART de superfície única e de múltiplas superfícies em dentes decíduos durante os primeiros 2 anos foram de 93% (IC, 91-94%) e 62% (IC, 51-73%), respetivamente; para restaurações ART de superfície única em dentes permanentes durante os primeiros 3 e 5 anos foi de 85% (IC, 77-91%) e 80% (IC, 76-83%), respetivamente e para restaurações ART de múltiplas superfícies em dentes permanentes durante 1 ano foi de 86% (IC, 59- 98%). A taxa média anual de incidência de lesões na dentina, em fossas e fissuras previamente conduzidas com ART, durante os primeiros 3 anos foi de 1%. Não foi observado nenhum efeito de localização nem diferenças entre as taxas de sobrevivência de 2005 e 2010 das restaurações e selantes ART. As taxas de sobrevivência a curto prazo das restaurações ART de superfície única em dentes decíduos e permanentes, e o efeito preventivo da cárie dos selantes ART foram elevados. Isso sugere que o ART pode ser usado com segurança em cavidades de superfície única em dentes decíduos e permanentes. Os selantes ART têm um elevado efeito preventivo da cárie.

Konde S et al. (2012)[90] avaliaram clinicamente e compararam o nanoionómero e o ionómero de vidro de alta viscosidade utilizando os Critérios Cvar/Ryge Modificados dos Serviços de Saúde Pública dos Estados Unidos (USPHS) com abordagem ART. Dois molares decíduos de 50 crianças saudáveis com idades compreendidas entre os 5 e os 8 anos foram selecionados para o estudo. Os dentes foram tratados com ART e divididos em dois grupos. Os dentes do grupo 1 foram restaurados com nanoionómero (Ketac Nano 100 3M ESPE) e os do grupo 2 com cimento de ionómero de vidro de alta viscosidade (HVGIC), (Fuji IX GC). Cada restauração foi avaliada utilizando os critérios USPHS Modified Cvar/Ryge na fase inicial e nos intervalos de 6 meses e 12 meses. O nanoionómero foi significativamente melhor do que o HVGIC no que diz respeito à correspondência de cor no início, 6 meses e 12 meses (P<0,001). Os nanoionómeros também foram significativamente melhores do que o HVGIC no caso da descoloração marginal da superfície cavitária e da adaptação marginal (P<0,001) aos 6 meses e aos 12 meses. Não houve diferença significativa entre os dois materiais em relação às cáries secundárias aos 6 meses (P>0,05), mas aos 12 meses, o nanoionómero foi estatisticamente melhor do que o HVGIC (P<0,05). Os resultados indicam que o nanoionómero pode ser um material de restauração alternativo bem sucedido para utilização com a técnica ART.

Paula JS et al. (2012)[91] comparam as percepções da qualidade de vida relacionada com a saúde oral (QVRSB) entre crianças em idade escolar que apresentam cáries dentárias com as de crianças em idade escolar sem cáries, e avaliam o impacto subjetivo do tratamento restaurador atraumático (ART) na QVRSB das crianças em idade escolar. A amostra foi composta por 30 crianças na faixa etária de 8-10 anos. As crianças foram divididas em dois grupos: um com cárie e outro sem cárie. A informação relacionada com a QVRSB foi obtida através da administração dos Questionários de Perceção da Criança (CPQ8-10). Para avaliar o impacto do tratamento anti-cárie na QVRSB das crianças em idade escolar, o CPQ 8-10 foi reaplicado 4 semanas após o tratamento inicial. Os autores concluíram que a cárie dentária exerce uma forte influência na QVRSB das crianças. O ART demonstrou ser uma abordagem de gestão da cárie simples e indolor que pode melhorar a QVRSB das crianças em idade escolar.

Luengas-Quintero E et al. (2013)[92] realizaram um estudo para avaliar restaurações ART e selantes colocados em dentes decíduos e permanentes em crianças em idade escolar de áreas carenciadas durante um período de 2 anos.

18 Dentistas de 13 municípios em 6 estados com o mais baixo índice de desenvolvimento humano trataram 304 crianças de 6 a 13 anos de idade com selantes ART e restaurações ART (superfícies únicas) nos recintos escolares. Os procedimentos do ART foram avaliados de acordo com os

critérios de avaliação do ART após 1 e 2 anos, por 7 avaliadores calibrados. As taxas de sobrevivência foram estimadas, utilizando o modelo PHREG com correção de fragilidade. As taxas de sobrevivência cumulativa a 2 anos dos selantes ART total e parcialmente retidos foram de 73,1% (dentes decíduos) e 48,8% (dentes permanentes). As taxas de insucesso de lesões cariosas de dentina dos selantes ART em dentes decíduos e permanentes durante o período de 2 anos foram 0% e 2,5%, respetivamente. As taxas de sobrevivência cumulativa a 2 anos das restaurações ART de superfície única em dentes decíduos e permanentes foram de 74% e 80,9%, respetivamente. O desenvolvimento de lesões cariosas secundárias ocorreu em 6 dentes decíduos restaurados (2,1%) e num dente permanente restaurado (1,3%). Os autores concluíram que os procedimentos ART foram de qualidade substancial e preveniram em grande parte o desenvolvimento de novas lesões cariosas na dentina destas crianças de áreas socio-economicamente desfavorecidas.

Capítulo 5. Instrumentos e materiais

INSTRUMENTOS E MATERIAIS UTILIZADOS

Os instrumentos essenciais para o ART são: um espelho bucal, um explorador, um par de pinças, um machado dentário, escavadores de colher pequenos e médios, uma placa de vidro, uma espátula e um escultor/apalpador. Para melhorar a visibilidade do trabalho, é utilizada uma fonte de luz especial fixada a um par de armações de óculos que é alimentada por uma fonte de bateria recarregável (Voroscope®). Este aparelho permite igualmente a colocação de lentes de aumento. Os materiais essenciais são: luvas, rolos e bolinhas de algodão, material de restauração de ionómero de vidro (pó/líquido), condicionador de dentina, vaselina, cunhas, tiras de plástico e água limpa.

Capítulo 6. A ARTE É DE FACTO RAUMATICA ?

A abordagem do tratamento restaurador atraumático (ART) foi originalmente desenvolvida nos anos 80 como um meio de gerir a cárie dentária em áreas desfavorecidas onde, de outra forma, prevaleceria a extração.[93,94,95] O nome desta abordagem implica que o tratamento é atraumático. No contexto do ART, atraumático pode significar que o tratamento não causa nenhum ou mínimo trauma.

- Para o doente em termos de dor ou desconforto.
- Ao dente cariado, tanto em termos de conservação do tecido dentário sadio como no que respeita à polpa; ou que,
- O trauma sofrido é menor do que noutras técnicas invasivas.

Coloca-se a questão de saber se se deve promover o ART como uma abordagem verdadeiramente atraumática para o tratamento de lesões cariosas. Em comparação com abordagens não invasivas, tais como aconselhamento dietético, promoção da higiene oral, aplicações de flúor e outros tratamentos químicos para travar o processo carioso, a resposta deve ser "não". No entanto, o ART deve ser considerado no contexto de outros procedimentos de restauração para a cárie. Todos eles são invasivos, uma vez que não é possível remover o tecido dentário mole e cariado antes da restauração sem alguma forma de vibração de perfuração ou raspagem. Assim, independentemente da forma de intervenção invasiva, alguns pacientes irão sempre considerar que sentiram algum desconforto. Este facto, por sua vez, pode ser considerado como uma forma de trauma para o doente.

Por outro lado, se a abordagem ART para a preparação da cavidade utilizar apenas instrumentos manuais, é mais aceitável para os pacientes e, por conseguinte, menos traumática. O estudo conduzido por Destri 1997 incorporou um grupo ART modificado onde as cavidades cariadas foram abertas com instrumentos rotativos seguidos da remoção de todo o tecido cariado mole remanescente com instrumentos manuais. Apesar desta pequena diferença na abordagem de tratamento, houve significativamente mais desconforto relatado no grupo ART modificado do que no grupo ART ($P<0,05$). É improvável que o procedimento de abertura com instrumentos rotatórios tenha causado dor física. Ou a utilização de instrumentos rotativos induziu ansiedade nos doentes, levando a uma expressão de desconforto ou a vibração induzida pela broca foi considerada desconfortável. Independentemente das razões, é evidente que os doentes preferem a abordagem ART à utilização de instrumentos rotativos. Isto é verdade independentemente da pessoa que efectuou o tratamento.[96]

Em 1999, van Amerongen et al realizaram um estudo para avaliar se o ART é atraumático em termos de desconforto para o paciente e de conservação dos tecidos dentários. Trezentos e cinquenta e nove pacientes foram divididos em dois grupos: um grupo foi tratado com instrumentos manuais e o outro com equipamento rotativo. Cada paciente recebeu duas restaurações: uma com amálgama e outra com ionómero de vidro como material de restauração, colocadas sem recurso a anestesia. Foi relatado um menor desconforto com a abordagem ART em comparação com as restaurações convencionais efectuadas com instrumentos rotativos e amálgama. Além disso, os preparos com instrumentos manuais eram mais pequenos do que os produzidos com instrumentos rotativos. O desconforto relatado foi associado ao tamanho da preparação, embora a influência do operador em ambos os critérios tenha sido considerável. Também foi observado um efeito do paciente, uma vez que os pacientes que relataram desconforto durante o primeiro tratamento eram mais propensos a relatar desconforto após o segundo tratamento, oi conclusão, a escolha do termo "ART" como um procedimento atraumático é defensável.[96]

Um estudo efectuado na Indonésia, em 1997, comparou o ART com um procedimento ART modificado, utilizando apenas instrumentos rotativos para permitir o acesso à cavidade. Os indivíduos do grupo do AR T sentiram significativamente menos desconforto (6,3%) em comparação com o grupo do ART modificado (12,4%). [Schricks M.C.M, Van Amerongen WE (2003)][97]

Schricks M.C.M. et al. em (2003)[97] realizaram um estudo para explorar a possível diferença entre a extensão do desconforto. O desconforto foi definido neste estudo como uma ocorrência de emoções sentidas durante o tratamento dentário, principalmente causadas pela dor ou ansiedade sentidas durante o tratamento dentário de cavidades multi-superficiais em molares decíduos de acordo com a abordagem ART e um método que utiliza instrumentos rotativos. Os resultados mostraram que o

ART é menos stressante em comparação com o método mais habitual.

Por conseguinte, é óbvio que os procedimentos invasivos como o ART não causam qualquer desconforto aos dentes, pelo que o trauma do doente deve ter precedência sobre outros procedimentos potencialmente mais traumáticos.

Capítulo 7. Identificação de cavidades cariosas

IDENTIFICAÇÃO DE CAVIDADES CARIOSAS ADEQUADAS PARA A ARTE[98]

Em geral, o ART pode ser aplicado quando:

> Existe uma cavidade que envolve a dentina

> Esta cavidade é acessível aos instrumentos manuais

O ART não deve ser utilizado quando:

> Há presença de inchaço (abcesso) ou fístula (abertura do abcesso para a cavidade oral) perto do dente cariado,

> A polpa do dente fica exposta,

> Os dentes são dolorosos há muito tempo e pode haver uma inflamação crónica da polpa,

> Existe uma cavidade cariosa evidente, mas a abertura é inacessível aos instrumentos manuais,

> Existem sinais claros de uma cavidade, por exemplo numa superfície proximal, mas a cavidade não pode ser penetrada a partir das direcções proximal ou oclusal.

As cavidades cariosas são normalmente classificadas pelo número de superfícies afectadas:

> Cavidades de uma superfície :

Estes ocorrem apenas numa superfície de um dente, ou seja:

a. em fossas e fissuras nas superfícies oclusais de pré-molares e molares,

b. em fossas nas superfícies linguais dos incisivos superiores,

c. nos sulcos vestibulares e linguais dos molares,

d. nas superfícies vestibular e lingual imediatamente acima da gengiva de todos os dentes,

e. nas superfícies proximais.

Figura 1. Vários tipos de cavidades cariosas de uma só superfície

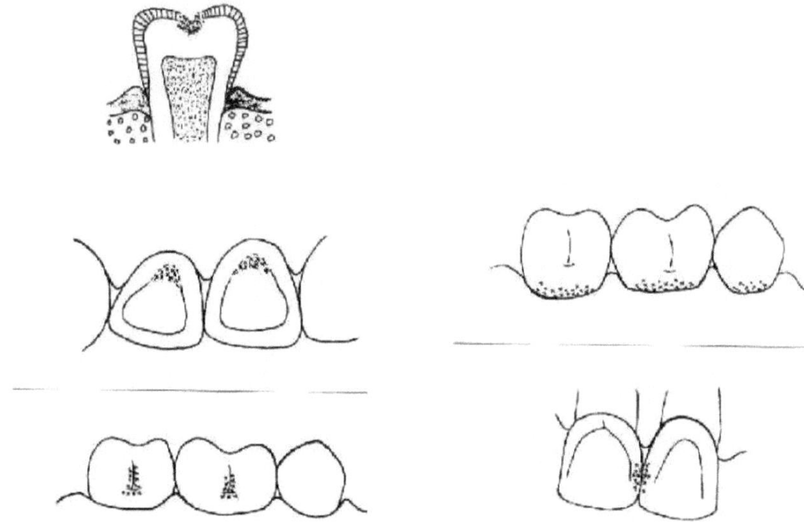

> Cavidades de superfície múltipla :

Estes afectam duas ou mais superfícies de um dente, ou seja

a. superfícies oclusais e proximais de pré-molares e molares,

b. superfícies oclusais e vestibulares ou linguais de pré-molares e molares,

c. proximal e superfícies vestibular ou lingual dos dentes anteriores.

Figura 2. Vários tipos de cavidades cariosas de múltiplas superfícies.

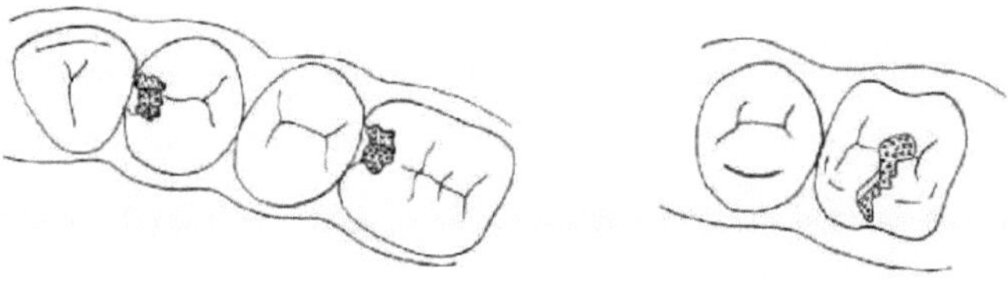

Capítulo 8. Aplicação das ART

APLICAÇÃO DO ARTIGO[12,97]

Como o ART não requer equipamento dentário elétrico, as cavidades cariosas podem ser tratadas em quase todo o lado. O ART pode ser aplicado, não só na clínica dentária, mas também em instituições para pessoas que vivem em casa, com deficiências físicas e mentais, em áreas remotas e em escolas. É certamente um método amigo do paciente e torna a prestação de cuidados orais muito mais fácil para os pacientes que estão nervosos ou receosos.

A TAR foi originalmente introduzida para as populações economicamente menos desenvolvidas. No entanto, também tem aplicações na parte industrializada e mais afluente do mundo: Introduzir os cuidados orais a crianças muito pequenas, não expostas anteriormente à medicina dentária

- Para pacientes com medo/ansiedade extremos
- Para doentes com deficiências mentais e/ou físicas
- Para os idosos que vivem no domicílio ou em lares de idosos
- Em clínicas de cárie de alto risco, como tratamento intermédio, para estabilizar as condições

O QUE FAZER ANTES DE APLICAR A ARTE

A. Arranjos fora da Boca:

As tarefas de cuidados de saúde oral de restauração requerem um trabalho preciso e elevados níveis de controlo, uma vez que são realizadas na área restrita da boca. O posicionamento correto do operador e do doente é essencial para obter bons cuidados de qualidade.

- Postura e posições de trabalho do operador

A postura de trabalho e a posição do operador devem proporcionar a melhor visão do interior da boca do doente. Ao mesmo tempo, tanto o doente como o operador devem estar confortáveis.

O operador senta-se firmemente no banco, com as costas direitas, as coxas paralelas ao chão e os dois pés apoiados no chão. A cabeça e o pescoço devem estar imóveis, a linha entre os olhos horizontal e a cabeça ligeiramente inclinada para a frente para olhar para a boca do doente (**Figura**

3). A altura do banco deve então ser ajustada de modo a que o operador possa ver claramente os dentes do doente. A distância entre o olho do operador e o dente do paciente é normalmente entre 30 e 35 cm. É importante que o banco seja ajustado à altura correta para o foco ocular de cada operador.

O operador deve estar posicionado atrás da cabeça do doente. A posição exacta dependerá da área da boca do doente a ser tratada. Se se considerar que a boca do doente se encontra no centro do mostrador de um relógio, o leque de posições a partir das quais o operador pode executar todas as tarefas situa-se num arco de 10 a 1 no relógio. A posição traseira direta, ou seja, às 12 horas, e a posição traseira direita, ou seja, às 10 horas, são as posições mais utilizadas.

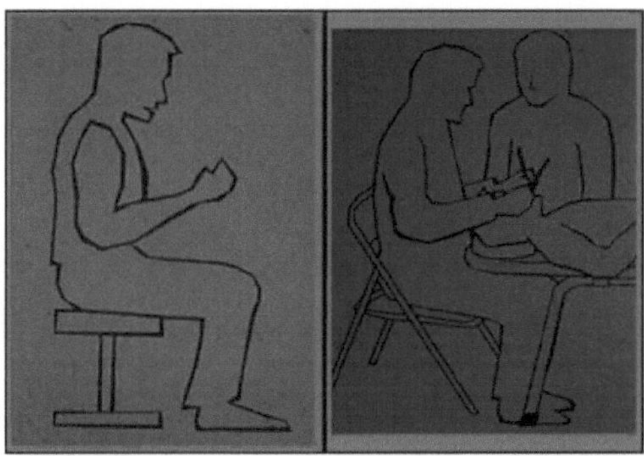

Figura 3 **Figura 4**

- Assistência

A melhor forma de prestar cuidados orais é através de uma equipa constituída por um operador e um assistente. No entanto, os assistentes podem nem sempre estar disponíveis. Nessa situação, o operador terá de prestar cuidados orais sozinho. Ao tratar os doentes, especialmente as crianças que utilizam o ART, é uma grande vantagem se outra pessoa puder misturar o ionómero de vidro. Isto permite que o operador se concentre na cavidade e mantenha um controlo eficaz da saliva. O operador deve, em primeiro lugar, demonstrar a utilização dos instrumentos e o procedimento de mistura e treinar essa pessoa até que ela seja capaz de misturar corretamente o líquido e o pó.

- Lugar sentado Posição do assistente

O assistente trabalha ao lado esquerdo de um operador destro e não muda de posição. O assistente deve sentar-se o mais próximo possível do suporte do doente, de frente para a boca do doente. A cabeça do assistente deve estar 10 a 15 cm mais alta do que a do operador, de modo a que o assistente também possa ver o campo operatório e possa passar os instrumentos corretos quando necessário (**Figura 4**). O assistente necessita de uma superfície estável, ou seja, uma mesa para segurar os instrumentos e materiais.

- **Trabalhar sozinho**

O operador senta-se na posição adequada atrás do doente. Uma pequena mesa para segurar os instrumentos e materiais é colocada na cabeceira do doente ou no lado direito do operador, perto do corpo do doente.

- **Posição do doente**

Como em qualquer outro tratamento oral, o ART requer posições corretas do doente e do operador. Um doente deitado de costas numa superfície plana proporcionará um apoio corporal seguro e uma posição confortável e estável durante longos períodos de tempo. Um apoio para a cabeça feito de espuma firme ou um anel de borracha com uma cobertura, estabiliza a cabeça do doente na posição desejada e melhora o conforto do doente.

Assim, o paciente deve ser colocado numa superfície plana, por exemplo, uma cama de bambu ou de madeira, uma cama dentária portátil apropriada, ou uma mesa. Partindo do princípio de que existe uma mesa na maioria das comunidades, é possível criar uma posição muito aceitável para o doente fixando um apoio para a cabeça na extremidade da mesa. Uma camada de espuma de plástico proporcionará mais conforto. O doente é agora posicionado de modo a que a saliva se acumule na parte posterior da cavidade oral. O campo operatório está agora sobre o colo do operador, à altura do peito do operador.

- Posições da cabeça do paciente

O doente pode ajudar o operador inclinando, rodando a cabeça e abrindo a boca o suficiente para permitir o acesso à área de operação. Estes três movimentos são necessários para que o operador tenha um bom acesso e visão durante os cuidados orais.

1. Inclinação da cabeça

a. Inclinação para trás, levantando o queixo para aceder aos dentes superiores (Fig. 5a)

b. Inclinação para a frente deixando cair o queixo para aceder aos dentes inferiores (Fig. 5b)

Figura 5:a. Inclinação da cabeça para trás **b.** Inclinação da cabeça para a frente

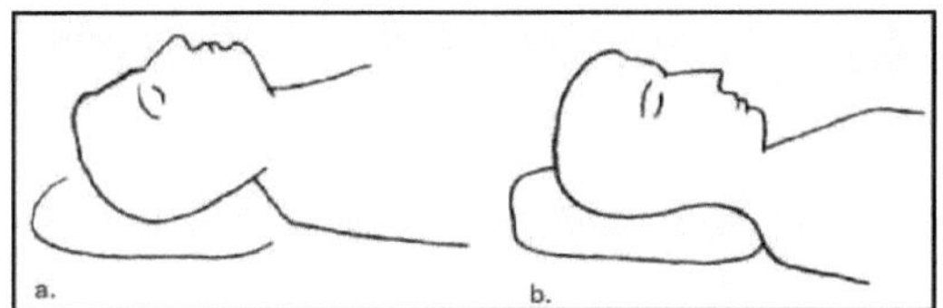

2. Virar a cabeça
a. Posição central
b. Virar à esquerda
c. Virar à direita

Figura 6: Posições resultantes da viragem da cabeça do doente a. Posição central b. Viragem para a esquerda c. Viragem para a direita

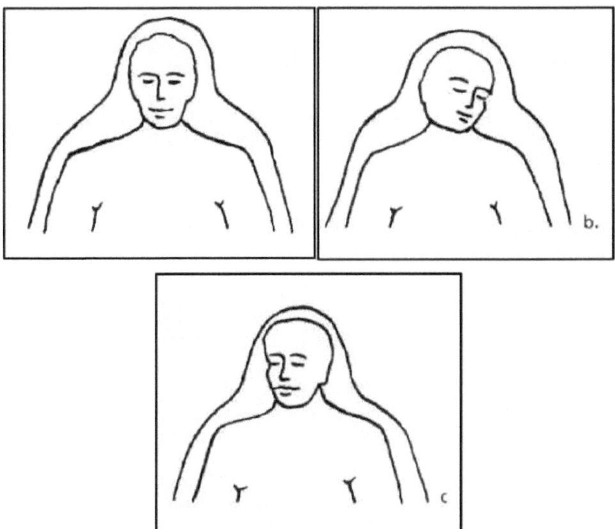

3. Abertura da boca

a. Totalmente aberto.

b. Parcialmente fechado, para relaxar os músculos da bochecha para um melhor acesso às superfícies bucais. O espelho é então utilizado para manter a bochecha afastada das superfícies vestibulares.

- Posições operacionais

As posições de operação são indicadas pela localização do operador, pelas três posições da cabeça do doente e pelo tipo de visão - espelho ou direta. As posições indicadas são para operadores destros e devem ser trocadas para operadores canhotos.

a. Posição das superfícies dentárias posteriores direitas superiores

O operador senta-se diretamente atrás da cabeça do doente. A cabeça do doente é inclinada para trás com a boca totalmente aberta. A rotação da cabeça do doente depende das superfícies a tratar, ou seja, para uma superfície oclusal - a posição central, para uma superfície palatina de um molar superior direito - virada ligeiramente para a direita, para uma superfície vestibular de um molar superior direito - virada ligeiramente para a esquerda.

b. Posição das superfícies dentárias anteriores superiores

O operador senta-se diretamente atrás do doente. Inclinar a cabeça do doente para trás com a boca aberta. As superfícies vestibulares são então visualizadas diretamente e as superfícies linguais são visualizadas através do espelho bucal.

c. Posição das superfícies dentárias posteriores esquerdas superiores

Para superfícies oclusais e bucais, o operador senta-se diretamente atrás da cabeça do doente. Inclinar a cabeça do doente para trás e rodá-la ligeiramente para a direita, com a boca totalmente aberta para as superfícies oclusais e parcialmente fechada para as superfícies bucais. É utilizado um espelho para visualizar as superfícies. Para trabalhar a superfície palatina, o operador senta-se ligeiramente à direita da cabeça do doente. Inclinar a cabeça do doente para trás e rodá-la ligeiramente para a esquerda com a boca totalmente aberta para visão direta.

d. Posição das superfícies dentárias posteriores esquerdas inferiores

O operador senta-se à direita da cabeça do doente. A cabeça do doente é colocada na posição central e ligeiramente inclinada para a frente. Para as superfícies oclusais e bucais, rodar a cabeça ligeiramente para a direita. A boca deve estar completamente aberta para as vistas oclusais e parcialmente fechada para as superfícies bucais, de modo a permitir o acesso ao espelho bucal. A visão direta pode ser utilizada para a maioria dos dentes inferiores.

e. Posição das superfícies dentárias anteriores inferiores

O operador senta-se diretamente atrás da cabeça do doente. Inclinar a cabeça do doente para a frente, na posição central. A boca deve estar totalmente aberta e é utilizada a visão direta.

f. Posição das superfícies dentárias posteriores direitas inferiores

O operador senta-se à direita da cabeça do doente, que deve estar inclinada para a frente. Para as superfícies de trabalho oclusal e lingual, rodar a cabeça ligeiramente para a direita, com a boca totalmente aberta, para uma visão direta. Para ver as superfícies bucais, rodar a cabeça ligeiramente para a esquerda com a boca parcialmente fechada para permitir o acesso ao espelho bucal e aos instrumentos de mão.

- Luz de funcionamento

Uma boa visão é essencial para trabalhar na cavidade oral. A fonte de luz pode ser o sol (natural) ou artificial. A luz artificial é mais fiável e constante do que a luz natural e também pode ser focada num determinado ponto. Por conseguinte, num ambiente de campo, recomenda-se uma fonte de luz portátil, por exemplo, uma lanterna de cabeça, óculos com uma fonte de luz acoplada (Voroscópio) ou uma luz acoplada ao espelho bucal. Para todas estas três fontes de luz, a fonte de energia é uma bateria portátil recarregável.

Figura 7 Óculos com uma fonte de luz acoplada

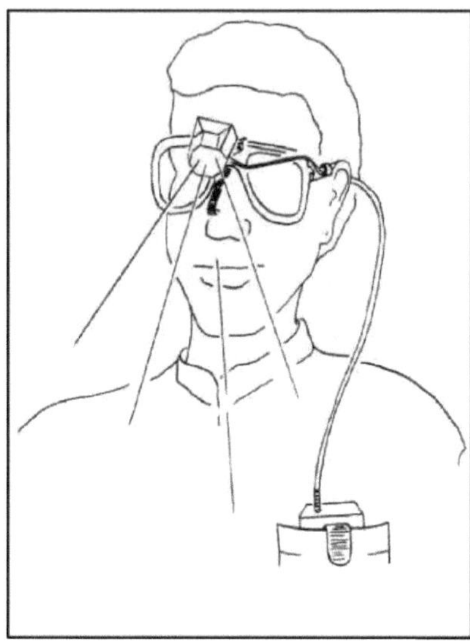

B. **Arranjos na boca:**

- Área de funcionamento a seco

Um aspeto muito importante para o sucesso do ART é o controlo da saliva à volta do dente a ser tratado. Os rolos de algodão são bastante eficazes na absorção da saliva e podem proporcionar uma proteção a curto prazo contra a humidade/saliva. Os rolos podem ser comprados ou preparados a partir de embalagens de pensos de algodão a granel. Devem ser mudados quando tiverem absorvido a saliva. A localização na boca e o método de colocação dos rolos de algodão são descritos a seguir.

a. Dentes superiores

Retrair o lábio e a bochecha com o espelho bucal para criar espaço entre a bochecha e os dentes para o rolo de algodão (Fig. 8a). Colocar o rolo de algodão em posição com uma ligeira ação de rotação do dente em direção à gengiva. Isto ajudará a evitar que o rolo de algodão saia facilmente. Colocar sempre os rolos de algodão nos lados da boca, uma vez que, na posição da linha média, serão facilmente deslocados (Fig. 8a).

b. Dentes inferiores

Pedir ao doente que ponha a língua de fora. Empurrar a língua para o lado com o espelho bucal. Colocar um rolo de algodão em cada lado do pavimento da boca. Em seguida, pedir ao doente para retrair a língua para a sua posição normal. Colocar também um rolo de algodão na parte vestibular do maxilar superior, do mesmo lado que o dente a ser tratado. (Fig. 8b). Note que a tensão do lábio pode deslocar o rolo de algodão se este for colocado no centro.

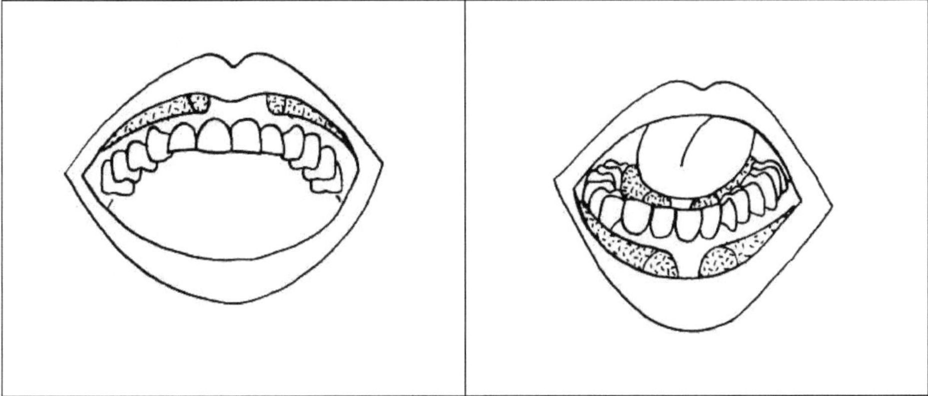

Figura 8a. Posições corretas dos rolos de algodão no maxilar superior

Figura 8b. Posições corretas dos rolos de algodão no maxilar inferior

C. <u>Instrumentos e materiais essenciais:</u>

Devem ser utilizados os instrumentos corretos para cada procedimento de tratamento. O sucesso de qualquer tratamento depende de o operador conhecer as funções dos vários instrumentos e de os utilizar corretamente. Estes devem também ser mantidos em boas condições.

- Instrumentos para ART :

a. **ESPELHO DA BOCA**. Este instrumento é utilizado para refletir a luz no campo de operação, para visualizar a cavidade indiretamente e para retrair a bochecha ou a língua, conforme necessário. (**Fig. 9a**)

b. **EXPLORADOR**. Este instrumento é utilizado para identificar a presença de dentina cariada mole (**Fig. 9b**). Não introduza a ponta em lesões de cárie muito pequenas. Isto pode destruir a superfície do dente e o processo de contenção da cárie. Também não sondar cavidades profundas onde possa danificar ou expor a polpa.

c. UM PAR DE PINÇAS. Este instrumento é utilizado para transportar os rolos de algodão, as bolinhas de algodão, as cunhas e o papel de articulação do tabuleiro para a boca e vice-versa. (**Fig. 9c**)

d. ESCAVADOR DE COLHER. Este instrumento é utilizado para remover dentina cariada mole. Existem três tamanhos: (**Fig. 9d**)

- **Pequena:** O diâmetro da colher é de cerca de 1 mm. Um exemplo é a Ash 153-154. Este instrumento destina-se a ser utilizado em pequenas cavidades e para limpar a junção esmalte/dentina. Como o pescoço do instrumento é bastante frágil, pode partir-se se for aplicada demasiada força durante a escavação.

- **Médio:** O diâmetro da colher é de cerca de 1,5 mm. Um exemplo é o Ash 131-132. Este instrumento é utilizado principalmente para a remoção de cáries moles de cavidades maiores. A superfície arredondada da colher também pode ser utilizada para empurrar material de restauração misturado para cavidades pequenas.

- **Grande:** O diâmetro é de cerca de 2 mm. Um exemplo: é o Ash 127-128. Este instrumento pode ser utilizado em cavidades grandes e para remover o excesso de material de ionómero de vidro da restauração.

e. MACHADINHA DENTÁRIA. Este instrumento é utilizado para alargar a entrada da cavidade, para cortar o esmalte fino não suportado e cariado que resta depois de a dentina cariada ter sido removida. A largura da lâmina do instrumento é de aproximadamente 1 mm. Um exemplo é o Ash 10-6-12. (**Fig. 9e**)

f. APLICADOR/CARPINTEIRO. Este instrumento de duas extremidades tem duas funções. A extremidade romba é utilizada para inserir o ionómero de vidro misturado na cavidade limpa e nas fossas e fissuras. A extremidade afiada foi concebida para remover o excesso de material restaurador e para moldar o ionómero de vidro. Um exemplo é o Ash 6 Special (**Fig. 9f**).

g. Almofada de mistura e espátula. São necessários para misturar o ionómero de vidro (**Fig. 9g**). Existem dois tipos de placas de mistura: a placa de vidro e a placa de papel descartável. A espátula pode ser de metal ou de plástico. A espátula utilizada deve dobrar-se de modo a facilitar a mistura rápida e correta do pó e do líquido. Por vezes, o ionómero de vidro é fornecido juntamente com uma espátula de plástico e a almofada de papel.

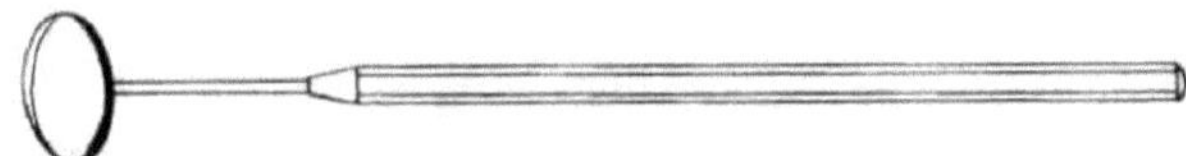

Figura 9a. Espelho bucal

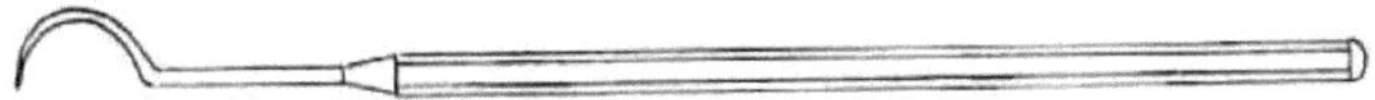

Figura 9b. Explorador

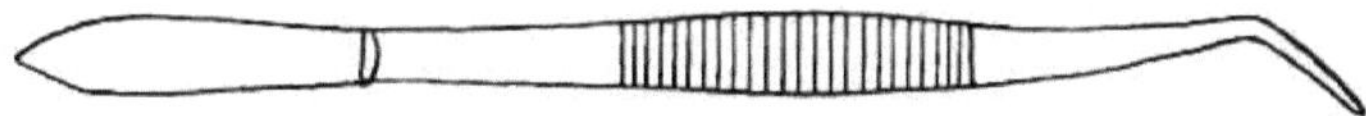

Figura 9c. Um par de pinças

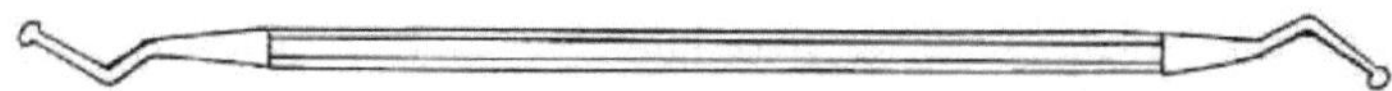

Figura 9d. Escavadora de colher

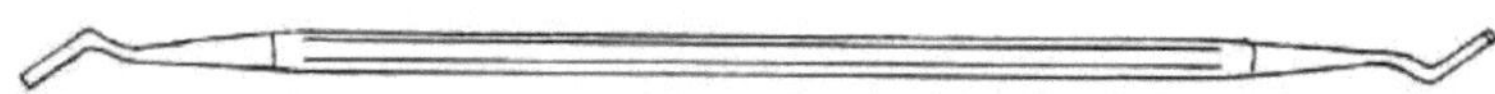

Figura 9e. Machado de dentes

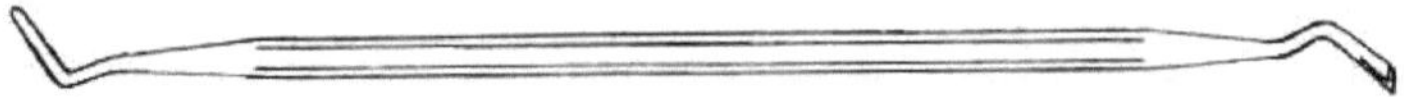

Figura 9f. Instrumento Aplicador / Trinchador

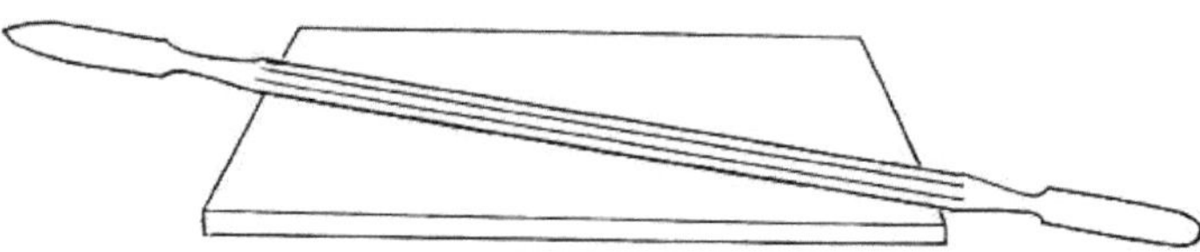

Figura 9g.Placa de vidro e espátula

- Materiais para ARTE

Para além do material de restauração adesivo de ionómero de vidro, existem alguns outros materiais essenciais necessários para realizar o ART.

a. **ROLOS DE ALGODÃO**. Estes são utilizados para absorver a saliva, de modo a que o dente a tratar se mantenha seco (**Fig. 10a**).

b. **PELLETS DE ALGODÃO**. São utilizadas para limpar cavidades. Estão disponíveis em vários tamanhos. O mais pequeno, tamanho 4, deve ser utilizado para cavidades pequenas. O tamanho 2 pode ser utilizado para cavidades maiores. **(Fig. 10b)**

c. **VASELINA**. Este material é utilizado para manter a humidade afastada da restauração de ionómero de vidro e para evitar que a luva de exame adira ao ionómero de vidro à medida que este endurece.

d. **FITA DE PLÁSTICO.** Este material é utilizado para contornar a superfície proximal de restaurações de múltiplas superfícies (**Fig. 10c**).

e. **CAVILHAS**. Estas são utilizadas para manter a tira de plástico perto da forma da superfície proximal de um dente, de modo a que o material de restauração não seja forçado entre as gengivas e os dentes (**Fig. 10d**). Estas cunhas devem ser moldadas em madeira macia.

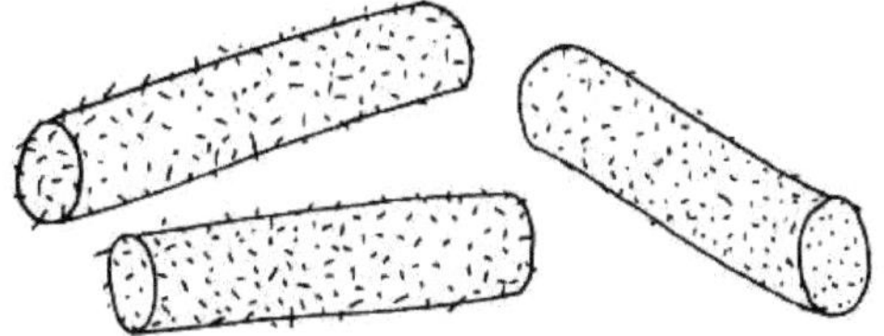

Figura 10a. Rolos de algodão em rama

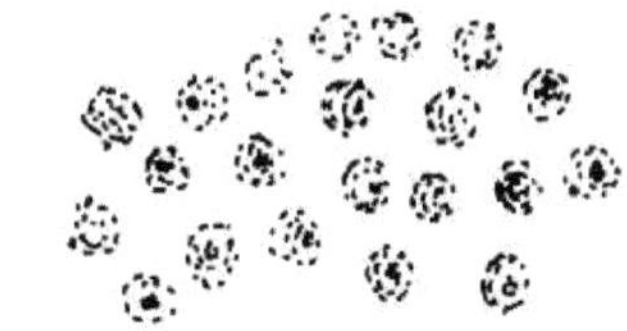

Figura 10b: Pellets de lã de algodão

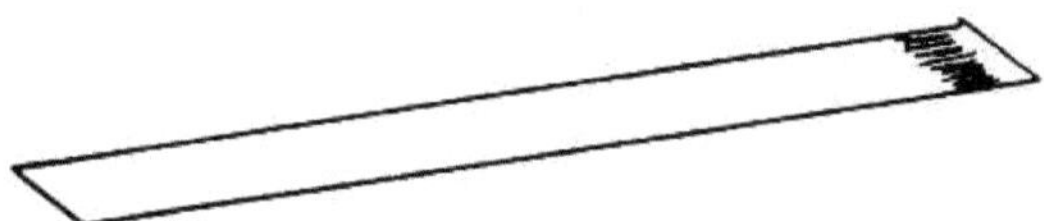

Figura 10c. Tira de plástico

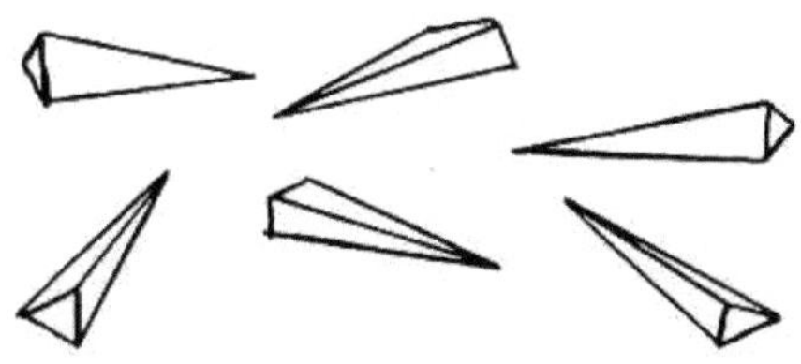

Figura 10d. Cunhas

- Afiação de instrumentos dentários

Os instrumentos manuais utilizados para cortar tecidos dentários duros, como a escavadora, o machado dentário e o escultor, devem ser afiados para serem eficazes. Um instrumento rombo constitui um perigo evidente, pois requer uma força excessiva para cortar o esmalte e a dentina. A nitidez da aresta de corte pode ser testada eficazmente na unha do polegar. Se a extremidade cortante cravar durante uma tentativa de deslizar o instrumento sobre a unha do polegar, o instrumento está afiado. Se deslizar, o instrumento é rombo. No teste de afiação, deve ser exercida apenas uma ligeira pressão (**Fig. 11**).

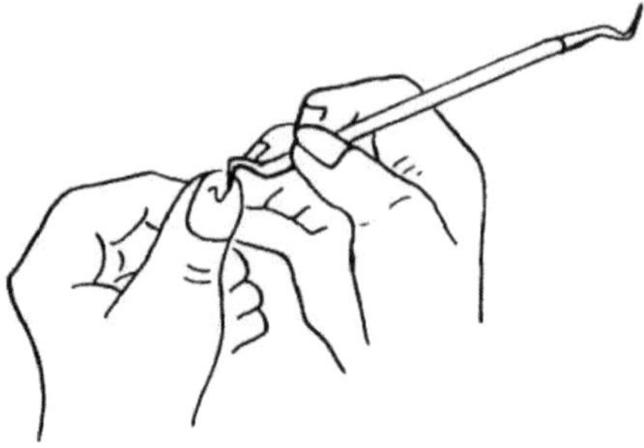

Fig. 11. Testar a nitidez de um instrumento

- Afiar a machadinha e o trinchador dentário

Uma pedra plana especial, por exemplo uma pedra "Arkansas", é utilizada para afiar o machado, o trinchante e a escavadora de colher. O procedimento a seguir é descrito abaixo, passo a passo.

1. Colocar a pedra de afiar plana sobre uma mesa.

2. Colocar uma gota de óleo na pedra.

3. Segurar firmemente a pedra com uma mão e apoiar o dedo médio da outra mão sobre a pedra como guia.

4. Posicionar o gume da machadinha ou do trinchante no óleo paralelamente à superfície da pedra.

5. Deslizar o instrumento para trás e para a frente sobre a pedra várias vezes para obter a máxima nitidez. Tenha cuidado para que a superfície a ser afiada fique paralela à superfície da pedra. Os instrumentos devem ser esterilizados depois de terem sido afiados.

- Colher de afiar Escavadora

Quanto à machadinha e ao trinchante dentário, utiliza-se uma pedra plana "Arkansas" para afiar. O procedimento a seguir é descrito abaixo, passo a passo.

1. Colocar a pedra de afiar plana sobre a mesa.

2. Colocar uma gota de óleo na pedra.

3. Segurar firmemente a pedra com uma mão.

4. Colocar a superfície redonda da escavadora no óleo e dar pequenos golpes desde o centro da superfície redonda até ao bordo da colher. Faça isto em todas as direcções para que todo o fio de corte fique afiado.

D. <u>Higiene e controlo das infecções cruzadas:</u>

Se disponível, usar sempre luvas. A limpeza e desinfeção do local de trabalho e a esterilização dos instrumentos são essenciais para evitar que a infeção passe do operador para os doentes e vice-versa ou entre doentes através do operador. A limpeza e a desinfeção das superfícies do local de trabalho podem ser feitas utilizando gazes de algodão impregnadas de álcool metílico (álcool). Numa clínica, os instrumentos podem ser esterilizados num autoclave ou numa panela de pressão. Se não houver uma clínica, pode utilizar-se uma panela de pressão ou uma panela com tampa para ferver os instrumentos.

E. <u>Material de tratamento:</u>

O material utilizado para restaurar as cavidades e selar as fossas e fissuras é o glassionomer. Este material deve ser utilizado corretamente para obter bons resultados.

Composição:

O material é fornecido sob a forma de pó e líquido que devem ser misturados. O pó é um vidro que contém óxido de silício, óxido de alumínio e fluoreto de cálcio. O líquido é ácido poliacrílico ou água desmineralizada. Se a água desmineralizada for o componente líquido, o ácido poliacrílico é incorporado no pó numa forma seca.

Caraterísticas clínicas:

> O ionómero de vidro liga-se quimicamente ao esmalte e à dentina e proporciona uma boa vedação da cavidade.

> Uma das caraterísticas mais significativas do ionómero de vidro é a libertação lenta e contínua de flúor do material após a sua presa. Isto ajuda a evitar o desenvolvimento de cáries dentárias à volta da restauração.

> O ionómero de vidro não é prejudicial para a polpa e a gengiva. Durante a presa, o material pode causar uma sensação de sensibilidade na polpa. Após 24 horas, quando está completamente endurecido, já não ocorrem reacções adversas.

> Em comparação com os materiais de restauração dentária estabelecidos, os ionómeros de vidro apresentam um maior desgaste da superfície e uma menor resistência.

Recentemente, foram comercializados vários materiais de restauração GIC mais viscosos com propriedades mecânicas e de manuseamento melhoradas, principalmente em resultado de tamanhos de partículas mais pequenos, especificamente para utilização com a abordagem ART.

Exemplos:
- Fuji IX
- GP Fuji IX
- Ketac-Molar

Mistura:

É essencial seguir rigorosamente as instruções de manuseamento do fabricante, especialmente no que diz respeito às proporções de pó e líquido. Colocar uma colher de pó na placa de vidro ou na placa de mistura. Utilizar a espátula para dividir o pó em duas porções iguais e, em seguida, deitar uma gota de líquido ao lado do pó (**Fig. 12a**). Manter o frasco de líquido na horizontal durante um momento para permitir a saída de ar da ponta. Colocá-lo na posição vertical e deixar cair uma gota de líquido sobre a placa.

Se necessário, exercer um pouco de pressão, mas não espremer o líquido.

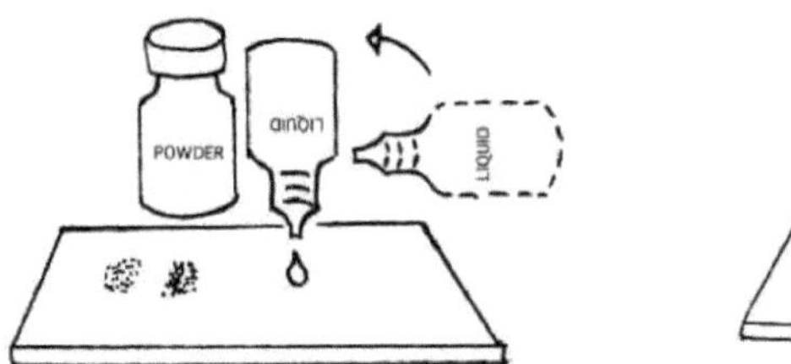

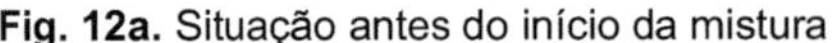

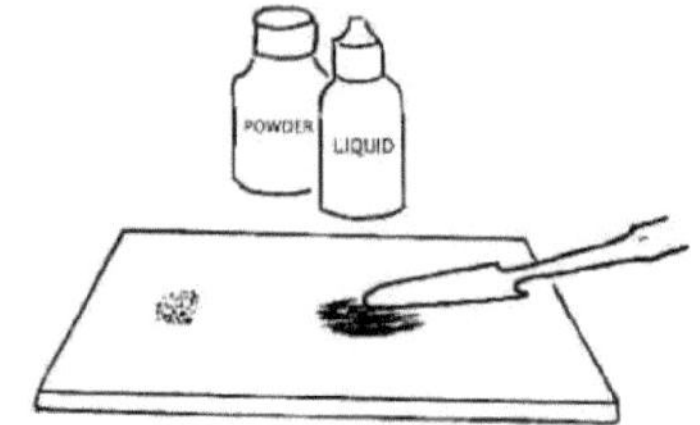

Fig. 12a. Situação antes do início da mistura **Fig. 12b.** Mistura de vidro-ionómero

Espalhar primeiro o líquido com a espátula numa superfície de cerca de 1,5 cm^2. Começar a misturar, adicionando metade do pó ao líquido com a espátula. Fazer rolar o pó no líquido, molhando suavemente as partículas sem as espalhar pela placa. Assim que todas as partículas de pó estiverem molhadas, a segunda porção é dobrada na mistura. Agora, misturar com firmeza, mantendo a massa unida. A mistura deve estar concluída em 20-30 segundos, dependendo da marca de ionómero de vidro utilizada. A mistura final deve ter um aspeto suave como uma pastilha elástica.

Restaurar a cavidade:

A inserção da mistura na cavidade preparada e sobre as restantes fissuras deve começar imediatamente. Utilizar o aplicador/talhadeira para colocar pequenas quantidades da mistura na cavidade. Esta técnica evitará que o ar fique preso entre o fundo da cavidade e o ionómero de vidro (vazios). Todo o procedimento de aplicação deve ser concluído em 30-40 segundos.

Precauções a ter em conta:

- Dispensar o pó e o líquido na placa apenas quando a cavidade estiver devidamente seca e protegida da saliva.
- Voltar a colocar cuidadosamente a tampa do frasco de pó e de líquido na sua posição imediatamente após a utilização. Isto evita a absorção da humidade do ar ou a evaporação do componente água do líquido.
- Limpar o bocal do frasco de líquido com uma gaze húmida se ficar líquido no exterior.
- Se forem utilizados mais de 30 segundos para misturar e a mistura tiver um aspeto seco, não a utilize, porque a adesão à estrutura dentária será fraca. Deite-a fora! Raspe a placa e a espátula e comece a misturar novamente com pó e líquido novos.
- Remover todo o ionómero de vidro dos instrumentos dentários imediatamente após a utilização, antes de o material endurecer, ou colocar os instrumentos em água para facilitar a limpeza posterior.
- Cada tipo de ionómero de vidro pode ter as suas próprias necessidades específicas. Por conseguinte, siga cuidadosamente as instruções dos fabricantes.

Capítulo 9. Princípios da arte

PRINCÍPIOS DA ARTE[98]

Os dois princípios fundamentais do ART são:

- remover os tecidos dentários cariados utilizando apenas instrumentos manuais, e

- restaurar a cavidade com um material de restauração que adere ao dente. Atualmente, o ART é realizado utilizando o ionómero de vidro como material de restauração.

As razões para utilizar instrumentos manuais em vez de peças de mão eléctricas rotativas são as seguintes

> torna os cuidados restaurativos acessíveis a todos os grupos da população,

> a utilização de uma abordagem biológica, que requer uma preparação cavitária mínima que conserva os tecidos dentários sãos e causa menos traumatismos nos dentes,

> o baixo custo dos instrumentos manuais em comparação com os equipamentos dentários eléctricos,

> a limitação da dor que reduz ao mínimo a necessidade de anestesia local e reduz o trauma psicológico dos pacientes,

> controlo de infecções simplificado. Os instrumentos manuais podem ser facilmente limpos e esterilizados após cada paciente.

As razões para utilizar o ionómero de vidro são as seguintes

> Como o ionómero de vidro adere quimicamente ao esmalte e à dentina, a necessidade de cortar tecido dentário sólido para preparar a cavidade é reduzida,

> o flúor é libertado da restauração para prevenir e parar as cáries e,

> é bastante semelhante aos tecidos orais duros e não inflama a polpa ou a gengiva.

Capítulo 10. Técnica ART

DESCRIÇÃO DA TÉCNICA "ARTE

Desde a sua criação, a técnica ART tem sofrido revisões com o objetivo de melhorar a técnica básica. Ao contrário de muitos outros procedimentos restauradores, geralmente não há necessidade de dar anestesia local quando se utiliza a técnica ART, porque a dor induzida pela temperatura do uso da broca é evitada.[99] Como a técnica envolve principalmente a remoção de tecido dentário descalcificado, a dor pode ser minimizada e muitas vezes não ocorre de todo, assim, o medo de procedimentos dentários é reduzido.

As principais etapas do ART são descritas a seguir, com base nas ilustrações do manual do ART:[32,94,98]

1. Isolar o dente com rolos de algodão.

Só é necessário isolar o dente ou dentes a tratar.

Fundamentação: É mais fácil trabalhar num ambiente seco do que num ambiente húmido.

2. Limpar a superfície do dente a tratar d com uma bola de algodão húmida. Com um pequeno copo de água à mão, separe as bolinhas de algodão umas das outras. Em seguida, secar a superfície com uma bolinha seca.

Fundamentação: O "pellet de algodão húmido" remove os detritos e a placa bacteriana da superfície, melhorando assim a visibilidade. A extensão da lesão e qualquer esmalte não suportado podem então ser identificados.

3. Alargar a entrada da lesão

Este passo só é necessário se a entrada for pequena. Colocar a ponta de trabalho da machadinha dentária ou do cortador de acesso ao esmalte na entrada e rodá-la para trás e para a frente. Para abrir cavidades muito pequenas, o canto da ponta de trabalho é colocado primeiro na cavidade e rodado.

Fundamentação: A machadinha substitui a broca. Ao rodar a ponta do instrumento, o esmalte não suportado irá partir-se, criando uma abertura suficientemente grande para a entrada da pequena escavadora.

4. Remover cáries

Dependendo do tamanho da cavidade, utilize uma escavadora pequena ou média. Remova a cárie na junção dentina-esmalte antes de remover a cárie do fundo da cavidade. Se estiver a trabalhar sem um assistente, deposite as cáries macias e escavadas no rolo de algodão colocado junto ao dente. O esmalte fino sem suporte pode ser quebrado cuidadosamente colocando a machadinha no esmalte e pressionando suavemente para baixo, lavar a cavidade com água numa pequena bola de algodão.

Fundamentação: Todas as cáries moles devem ser removidas. O esmalte fino, muitas vezes descalcificado e sem suporte é relativamente fácil de partir. O esmalte e a junção dentina-esmalte têm de ser cuidadosamente limpos para evitar a progressão da cárie e para obter um bom selamento da parte coronal da restauração.

5. Fornecer protecções pulpares, se necessário

Isto é utilizado apenas para cavidades muito profundas e é conseguido através da aplicação de uma pasta de Ca(OH)2 nas partes mais profundas do pavimento da cavidade. O pavimento da cavidade não precisa de ser completamente coberto, porque isso irá reduzir a área disponível para a adesão do material de enchimento.

Fundamentação: O $Ca(OH)_2$ estimula a reparação da dentina e os ionómeros de vidro são biocompatíveis.

6. Limpar a superfície oclusal

Todas as fossas e fissuras devem ser limpas, tanto quanto possível, de placa bacteriana e detritos. Utilizar uma sonda e uma pastilha húmida para a limpeza.

Fundamentação: As restantes fossas e fissuras serão seladas com o mesmo material utilizado para preencher a cavidade.

7. Condiciona a cavidade e a superfície oclusal

Utilizar uma gota de condicionador de dentina numa bola de algodão e esfregar a cavidade e as superfícies oclusais durante 10-15 segundos. A superfície condicionada deve então ser lavada várias vezes com bolinhas de algodão. As superfícies são depois secas com bolinhas secas.

Fundamentação: o condicionamento aumenta a resistência de ligação dos ionómeros de vidro.

8. Misturar o ionómero de vidro de acordo com os instrumentos do fabricante. Não alterar a relação pó-líquido.

9. Inserir o ionómero de vidro misturado na cavidade e encher ligeiramente. O material misturado é inserido com a extremidade plana do aplicador e encaixado nos cantos da cavidade com o lado liso de uma escavadora ou com um polidor de bolas. Evitar a inclusão de bolhas de ar. O material também é colocado em pequenas quantidades sobre as fossas e fissuras.

10. Pressionar o dedo revestido com luva sobre toda a superfície oclusal e exercer uma ligeira pressão.

Utiliza-se vaselina para revestir o dedo com luva para evitar que o ionómero de vidro adira à luva. Colocar o dedo em cima da mistura, aplicar uma ligeira pressão durante alguns segundos e retirar o dedo. Fundamentação: A pressão do dedo deve empurrar o ionómero de vidro para as partes mais profundas das fossas e fissuras. Qualquer excesso de material transbordará da superfície oclusal e pode ser removido d facilmente. O resultado será uma superfície de restauração lisa e reduzirá a necessidade de esculpir.

11. Verificar a mordedura

Colocar o papel de articulação sobre a obturação/selante e pedir ao paciente para fechar. A vaselina IC11 na superfície impedirá o contacto da saliva com a obturação/selante enquanto a mordida é verificada.

12. Remover o material em excesso com o trinchante

Normalmente, apenas são necessárias pequenas correcções.

13. Verifique novamente a mordida e ajuste a altura da restauração até ficar confortável.

14. Cobrir novamente o enchimento/vedante com vaselina ou aplicar verniz.

15. Instruir o doente para não comer durante pelo menos 1 hora.

Para restaurar cavidades aproximadas, utiliza-se uma tira de gesso e cunhas para produzir um contorno correto para a obturação[100].

Capítulo 11. Vantagens e limitações

VANTAGENS E LIMITAÇÕES DA ARTE [100,101]

As vantagens do ART são as seguintes

> A utilização de instrumentos manuais facilmente disponíveis e relativamente baratos em vez de equipamento dentário dispendioso acionado por eletricidade.

> Uma abordagem biologicamente correta que envolve a remoção apenas de tecidos dentários descalcificados, o que resulta em cavidades relativamente pequenas e conserva o tecido dentário saudável.

> A limitação da dor, minimizando assim a necessidade de anestesia local.

> Uma prática de controlo de infecções simples e direta, sem necessidade de utilizar peças de mão autoclavadas sequencialmente.

> A adesão química dos ionómeros de vidro que reduz a necessidade de cortar o tecido dentário sadio para a retenção do material de restauração.

> A lixiviação de flúor dos ionómeros de vidro, que previne o desenvolvimento de cáries secundárias e provavelmente remineraliza a dentina cariada.

> A combinação de um tratamento preventivo e curativo num único procedimento.

> A facilidade de reparação de defeitos no restauro; e

> O baixo custo.

De acordo com a experiência adquirida até à data, a técnica ART é um procedimento oral não ameaçador. Esta caraterística é a grande vantagem de tornar os cuidados orais mais populares entre a população - em particular, os jovens. Não estão envolvidas situações indutoras de medo causadas por equipamento dentário ameaçador, e não há ruído de uma broca ou de equipamento de sucção. O número máximo de instrumentos na boca em qualquer altura é semelhante ao utilizado durante um exame oral, com o espelho numa mão e um instrumento de trabalho na outra. O ART é, por conseguinte, um método amigo do paciente.

Obviamente, uma das maiores vantagens do ART é o facto de permitir chegar a pessoas que, de outra forma, nunca teriam recebido cuidados orais. A técnica permite que os profissionais de saúde oral saiam da clínica e visitem as pessoas nos seus próprios ambientes de vida, por exemplo, em lares de idosos, instituições para deficientes ped, aldeias em áreas rurais e suburbanas em países economicamente menos desenvolvidos, e nas suas próprias casas. Do ponto de vista da saúde, estas possibilidades devem ser consideradas uma enorme vantagem.

Além disso, o ART apoia programas de educação e promoção da saúde, particularmente em áreas onde os cuidados orais dependem fortemente do alívio da dor através da extração e da educação para a saúde oral. Utilizando o ART, pode ser estabelecido um pacote abrangente de educação, promoção, prevenção, tratamento curativo e alívio da dor, que pode ser fornecido à população através de um programa de saúde oral de baixo custo.

As limitações do ART incluem o seguinte:

> Ainda não estão disponíveis taxas de sobrevivência a longo prazo para restaurações e selantes de ionómero de vidro ART; o estudo mais longo relatado até agora tem a duração de três anos.

> A aceitação das técnicas pelo pessoal dos cuidados de saúde oral ainda não está assegurada.

> Atualmente, o tecido está limitado a lesões pequenas e médias, de uma só superfície, devido à baixa resistência ao desgaste e à força dos materiais de ionómero de vidro existentes.

> Existe a possibilidade de fadiga das mãos devido à utilização de instrumentos manuais

durante longos períodos.

> A mistura manual pode produzir uma mistura de ionómero de vidro relativamente pouco padronizada, variando entre operadores e diferentes situações geográficas/climáticas.

> A ideia errada de que o ART pode ser executado facilmente - não é o caso e cada passo deve ser executado na perfeição.

> A aparente falta de sofisticação da técnica, que pode dificultar a fácil aceitação do ART pela profissão de dentista; e

> A ideia errada do público de que as novas "obturações brancas" de ionómero de vidro são apenas pensos temporários.

Algumas das desvantagens dos ionómeros de vidro, tais como a baixa resistência ao desgaste e a força reduzida, estão a ser abordadas. Quando estiverem disponíveis materiais melhorados, as lesões de superfície única de maiores dimensões e as lesões multi-superficiais de pequena a média dimensão também poderão ser tratadas com a técnica ART. Além disso, a variação nas misturas de ionómero de vidro misturado à mão pode ser reduzida tornando os materiais mais fáceis de utilizar, um fator particularmente importante nos países economicamente menos desenvolvidos onde existem condições de funcionamento menos óptimas. O desenvolvimento de instrumentos manuais adequados facilitará a execução da técnica ART e, espera-se, reduzirá a possibilidade de fadiga das mãos.

Capítulo 12. Porquê uma nova restauração?

PORQUÊ UMA NOVA RESTAURAÇÃO?[102]

-> Devido à necessidade de encontrar uma alternativa a AMALGAM....

O debate em muitas partes do mundo sobre a continuação da utilização da amálgama como material de restauração levou alguns países a encorajar ativamente os dentistas a deixarem de utilizar esses materiais até ao ano 2000. Noutros países, não foram feitas quaisquer recomendações. No entanto, com o rápido desenvolvimento de novas restaurações dentárias adesivas que se tornaram disponíveis nos últimos anos, parece sensato tentar encontrar materiais modernos concebidos para o efeito que possam ser utilizados como alternativa à amálgama em situações de Classe I e Classe II.

-> Porque os mais pequenos têm necessidades especiais...

Durante muitos anos, os dentistas têm procurado uma restauração estética posterior que contenha flúor, adira quimicamente à estrutura dentária sem a necessidade de um sistema de ligação adesiva adicional e com uma resistência adequada que possa ser acabada e polida numa visita. Esse material não precisaria necessariamente durar tanto quanto o amálgama, mas sim ser capaz de durar o tempo em que os dentes decíduos são mantidos na boca[102].

-> Porque os muito idosos têm necessidades especiais.

Os doentes geriátricos têm necessidades particulares porque muitas vezes o dentista está a trabalhar fora do consultório dentário - pode ser num lar de idosos ou na própria casa do doente. Para estas ocasiões, necessitam de uma restauração adesiva de nova geração, simples de utilizar, que liberte flúor e possa ser aplicada rápida e eficazmente, permitindo que a restauração seja concluída numa questão de minutos.[102]

-> Porque é necessária uma verdadeira libertação temporária de flúor a longo prazo...

Há trinta anos, os materiais de óxido de zinco para restaurações temporárias ou intermédias tornaram-se populares entre os dentistas porque satisfaziam a necessidade de fornecer aos pacientes uma restauração que talvez pudesse durar alguns meses. Atualmente, com a tecnologia moderna, a nova geração de materiais de restauração intermédios deve ser capaz de proporcionar uma melhor estética, durar mais tempo e proporcionar resultados reais a longo prazo, que duram anos em vez de talvez alguns meses.[102]

PORQUÊ O NOVO FUJI IX GP:

Quando se trata de dentisteria de restauração, a introdução de uma nova geração de ionómero de vidro adesivo, resistente ao desgaste, de alta resistência, com libertação de flúor, deve ser de importância significativa. Por conseguinte, a introdução do **Fuji IX GP** na clínica geral é um verdadeiro avanço em muitos aspectos:[102]

- Simplicidade de utilização
- Técnica de poupança de tempo
- Consistência embalável e condensável
- Força extra e resistência ao desgaste
- A mais baixa solubilidade de qualquer material de restauração de ionómero de vidro
- Técnica de colocação/acabamento extra-rápida.

Acrescente-se a isto a ligação iónica à estrutura dentária, a excelente biocompatibilidade e o efeito de remineralização resultante da boa libertação contínua de flúor[102].

FUJI IX GP :

Ionómero de vidro para uso posterior :

→ Embalável

→ Definição rápida

→ Alta resistência

→ Resistente ao desgaste

→ Ligação química

→ Libertação significativa de fluoreto

→ Solubilidade mais baixa

→ Radiopaco

→ 6 tonalidades Vita A2, A3, A3.5, B2, B3 C4

→ Escolha de cápsulas ou apresentação em pó e líquido[102]

FUJI IX GP: Cimento de ionómero de vidro para clínica geral:

Indicações de utilização :

1. Restauração definitiva de dentes decíduos das classes I e II.
2. Restauração geriátrica de cavidades de classe I, II, III, V e erosões cervicais.
3. Restauração final da Classe e Classe II da dentição adulta em situações sem carga.
4. Restauração intermédia para cavidades de Classe I, II de grande stress.
5. Material para construção de sanduíches e núcleos.
6. Material de selagem de fissuras para dentes permanentes[102].

O FUJI IX ESTÁ A.R.T.:

Quando a GC teve conhecimento dos ensaios de campo na Tailândia envolvendo a técnica ART, o Departamento de Investigação e Desenvolvimento disponibilizou um para avaliação do seu mais avançado cimento de ionómero de vidro curado convencionalmente[102].

Este material apresentou propriedades físicas significativamente melhoradas, bem como uma capacidade de empacotamento e condensação não caraterísticos dos cimentos de ionómero de vidro.

A equipa de avaliação da W.H.O. adoptou rapidamente este novo material devido à facilidade de manuseamento, à rapidez de colocação e à sua evidente resistência.

O novo material recebeu posteriormente o nome da Técnica ART que ensina 9 passos na preparação da cavidade e colocação do cimento de ionómero de vidro. Daí o Fuji IX.[102]

O Fuji IX GP foi ligeiramente modificado em relação à formulação original do Fuji IX e está a ser lançado numa gama de tonalidades e tanto em cápsulas como em pó/líquido[102].

COMO É QUE FUNCIONA?

Para utilizar o Fuji IX GP, remova as cáries da forma habitual e aplique o condicionador de cáries nas superfícies da dentina e do esmalte durante 10 segundos. O condicionador de cavidades melhora a adesão à superfície do dente e é o tratamento recomendado antes de colocar qualquer restauração de ionómero de vidro.

O condicionador de cavidades é enxaguado e a área é seca suavemente ao ar. Entretanto, a enfermeira dentista ativa ou mistura uma cápsula de Fuji IX GP ou mistura manualmente Fuji IX GP na proporção de uma colher de pó para uma gota de líquido.

O Fuji IX GP tem uma consistência de massa que pode ser aplicada com uma seringa ou condensada na cavidade com um toque firme e positivo. Recomenda-se que o verniz Fuji seja pintado sobre o material não fixado para o isolar durante a fase inicial de fixação. Pintar 2 a 3 camadas de verniz Fuji e secar suavemente ao ar. Em alternativa, pode ser utilizado o Fuji Coat LC. O Fuji Coat LC é pintado sobre o material não fixado e é fotopolimerizado durante 10 segundos.[102]

Uma vez endurecido, o Fuji IX GP pode ser moldado com uma broca de aço a baixa velocidade sem pulverização de água. O acabamento final e o polimento podem ser iniciados com jato de água 5 minutos após o início da mistura.

É aplicada uma camada final de Fuji Varnish ou Fuji Coat LC para selar a restauração antes de o paciente seguir o seu caminho.[102]

FUJI IX GP

Propriedades físicas[36]:

RELAÇÃO POTÊNCIA / LÍQUIDO (g/g)		3.6/1.0
TEMPO DE TRABALHO		2'00"
TEMPO DE REGULAÇÃO DA REDE		2'20"
CONSISTÊNCIA (mm)		27
FORÇA COMPRESSIVA (MPa)	DEPOIS DE 2 HORAS	182 (8)
	APÓS 1 DIA	220 (90)

	APÓS 1 SEMANA	230 (14)
	APÓS 1 MÊS	250 (11)
MÓDULO DE ELASTICIDADE (x10) (MPa)	DEPOIS DE 2 HORAS	4.30 (0.1)
	APÓS 1 DIA	5.40 (0.2)
	APÓS 1 SEMANA	5.70 (0.2)
	APÓS 1 MÊS	6.10 (0.5)
RESISTÊNCIA ADESIVA (MPa 1 DIA)	ENAMELO BOVINO	5.90 (1.7)
	BOVINO DENTINE	4.40 (1.6)
RESISTÊNCIA À TENSÃO DIAMÉTRICA (MPa 1 DIA)		22.00 (2)
SOLUBILIDADE (%)	ÁGUA DESTILADA	0.02
	0,001 M DE ÁCIDO LÁCTICO	0.21

Capítulo 13. Aplicabilidade do ART

Eficácia dos instrumentos manuais existentes:

A questão inicial a ser respondida dizia respeito à eficácia da machadinha dentária em alargar a abertura de pequenas lesões de dentina para obter acesso suficiente para a remoção da dentina cariada exterior. O estudo piloto mais antigo da Tanzânia indicou que isto era possível (Frencken JE 1985).[103] O estudo de Makoni F em 1997[104] no Zimbabué mostrou, numa população com uma prevalência de cárie de 41% e uma pontuação média de DMFT de 1,1, que era possível tratar 84% das lesões de dentina consideradas como necessitando de tratamento. O acesso às lesões de dentina nas superfícies aproximadas dos dentes anteriores foi difícil. Assim, parece ser possível aceder à maioria das lesões de dentina usando um machado dentário. As escavadoras têm sido usadas para remover a dentina cariada externa há muito tempo. O último instrumento utilizado no ART é o aplicador/carreador.

Sensibilidade operatória:

Este aspeto está a ser estudado no Paquistão, onde as restaurações colocadas utilizando o ART são comparadas com as colocadas utilizando procedimentos convencionais. Foi relatado por Van Amerongen em 1999 que a sensibilidade operatória foi menor em restaurações colocadas usando o ART do que a abordagem convencional.[55] **Sensibilidade pós-operatória:**

Os dois estudos no Zimbabué relataram este aspeto por Frencken 1998,[46] Frencken 1996.[105] A sensibilidade pós-operatória foi observada em 5% a 6% das restaurações ART colocadas (WHO 1995, Holt R.D. 1996).[106] Na altura da recolha desta informação 2-4 semanas após a colocação, a sensibilidade s tinha desaparecido para todas as restaurações exceto uma. Estão a ser implementados mais estudos para investigar este aspeto da abordagem ART[46]

Aceitação pelos receptores de cuidados :

A satisfação com o procedimento ART e com as restaurações obtidas foi expressa por 95% dos estudantes da escola secundária no Zimbabué, conforme relatado por Frencken 1996.[105] A mesma percentagem de estudantes disse que não hesitaria em submeter-se ao mesmo tratamento novamente, se necessário, e que o recomendaria aos seus melhores amigos. A grande maioria destes estudantes nunca tinha recebido cuidados dentários e nenhum deles tinha sido submetido a cuidados de restauração antes de receberem as restaurações ART.

Critérios utilizados para avaliar as restaurações ART:

A abordagem ART difere em vários aspectos do tratamento dentário tradicional. Desde o início, considerou-se importante conceber critérios específicos que detectassem potenciais fraquezas na abordagem, mas que fossem também práticos, fáceis de utilizar e reproduzíveis. Os problemas previstos associados aos ionómeros de vidro utilizados, que inicialmente eram do tipo primitivo fabricado para utilização em situações sem tensão, constituíam uma preocupação especial. Estes materiais estavam a ser aplicados em áreas para as quais não tinham sido concebidos, por exemplo, em cavidades oclusais, e esperava-se que este material viesse a apresentar problemas de desgaste excessivo ou fratura na margem da restauração.

Os critérios de avaliação utilizados na maioria dos estudos ART citados posteriormente são apresentados na tabela seguinte. O desgaste na margem das restaurações e a rotura marginal foram medidos com uma sonda CPI com uma extremidade esférica de 0,5 mm. O ponto de corte de sucesso e fracasso foi definido em 0,5 mm. A parte selante das restaurações ART não foi avaliada. No entanto, o feedback dos avaliadores indica que os critérios eram fáceis de aplicar (Frencken 1998).[47] Sugestões para alterar os critérios são fornecidas por Holmgren e Frencken 1999.[50]

Critérios de avaliação para restaurações ART

Pontuação	Critérios
0	Presente, Bom
1	Presente, ligeiro defeito marginal, por qualquer razão, em qualquer sítio com menos de 0,5 mm de profundidade. Não é necessária qualquer reparação.
2	Presente, defeito marginal por qualquer razão, em qualquer sítio que seja mais

	profundo que 0,5 mm mas menos que 1,0 mm. É necessária uma reparação.
3	Presente, defeito grosseiro com mais de 1,0 mm de profundidade. É necessária uma reparação.
4	Não está presente, a restauração (quase) completamente. É necessário tratamento.
5	Não presente, foi efectuado outro tratamento de restauração.
6	Não está presente, o dente foi extraído
7	Presente, o desgaste é gradual em partes maiores da restauração, mas é inferior a 0,5 mm no ponto mais profundo. Não é necessária qualquer reparação.
8	Atualmente, o desgaste ocorre gradualmente em partes maiores da restauração, com uma profundidade superior a 0,5 mm. É necessária uma reparação.
9	Incapaz de diagnosticar

Avaliação de restaurações ART :

Desde o início do ART, foi efectuado um número crescente de estudos em todo o mundo. Quase todos os estudos foram realizados em grupos de adolescentes, onde a cárie envolvendo lesões de dentina é observada principalmente em fossas e fissuras. Por isso, os estudos aqui citados referem-se apenas a restaurações ART de uma superfície.

Restaurações ART na dentição permanente :

A maioria dos estudos de avaliação do ART foi efectuada na dentina permanente, cujos resultados são apresentados na tabela seguinte.

Visão geral da sobrevivência de restaurações ART de uma superfície na dentadura permanente ition

Conselho try	Período	Ope rador	Mate rial	Ag e	Número na última avaliação	Sobrevivência (%) anos			
						1	2	3	95% CL
Tailândia	1991-94	D, DT	ChemFi I	6-58	144	93	83	71	64-77
Camboja	1993-96	Dtstud	Fuji II	12-17	39	78	-	59	-
Zimbabué	1993-96	D, DT	ChemFI I Superior	13-16	197	93	89	85	81-90
Zimbabué	1994-97	D, DT	Fuji IX	13-16	206	99	94	88	84-92

Estes estudos foram efectuados em comunidades rurais que mais tarde se verificou serem muito móveis. Após 3 anos, a percentagem de restaurações ART perdidas para seguimento variou de 38% na Tailândia (Phanhimvanit 1996)[107] a 56% no Camboja (Mallow P.K. 1998).[108] A tabela contém os limites de confiança de 95% que dão uma indicação da força da percentagem de sobrevivência.

O estudo no Camboja registou a taxa de sobrevivência mais baixa val após 3 anos. No entanto, só estavam disponíveis para avaliação 39 restaurações . Os dois estudos realizados no Zimbabué por Frencken em 1998[46,47] revelaram a maior percentagem de sobrevivência aos 3 anos de 85% a 88% para restaurações ART de uma superfície, superior aos resultados de sobrevivência do estudo na Tailândia.

Uma revisão dos estudos publicados indica que os resultados dependem, até certo ponto, do material utilizado, da experiência do operador e da presença de cáries. O último estudo no Zimbabué relatou sobre as razões percebidas para o fracasso por Frencken em 1998.[46] Das 28 restaurações fracassadas, 11 (5,3%) foram atribuídas à falha do material e 11 (5,3%) ao erro de manuseamento do operador. A presença de cárie como razão para o insucesso é relativamente baixa, variando de 8,6% a 6,3% nos primeiros estudos (Camboja e Tailândia) para 3,6% a 0,4% nos estudos mais recentes (Zimbabué). Na maioria dos casos, era incerto se isto se devia a cáries remanescentes após a preparação da cavidade ou a novas cáries.

Sobreviventes da restauração:

Embora os novos GICs mais viscosos pareçam promissores para a restauração de cáries em dentes decíduos, a maioria dos relatórios publicados têm apenas 12 meses de duração, e muito poucos compararam diferentes tipos de materiais de restauração[109,110] ou métodos de preparação da cavidade. É preocupante a percentagem de falhas de GIC a curto prazo relatadas ou restaurações superficiais e multi-superficiais de suporte de carga.

Tabela: Percentagem de sobrevivência de GICs colocados com a técnica ART em dentes decíduos [59]

Estudo	Duração	Material	Fabricante	Superfície única de classe I e VI	Classe III multi-superfície	Classes III e IV
Relatório da OMS de 1993	12 meses	Chemfil Amálgama	Dentsply (Não indicado)	79.3 94.3	55.0 73.1	
Phantumv anit et al 1994	24 meses	ChemFi l Amálgama	Dentsply (Não indicado)		45.0 59.0	
Ewoldsen et al 1997	10 ± 4.8 m	Dueto Fuji	GC Int	91.0 (Não são dadas aulas)		
Terada et al 1999	6 meses	Fuji IX Fuji Mais	CG Int. CG Int.	89.6 90.9	78.4	
Basso & Edelberg 1997	12 meses	Fuji IX	GC Int	94.4	93.7	20.0
Franca et al 1998	12 meses	Fuji IX	GC Int	75.3 & 90.0	39.1	72.9 & 55.6
Luo &	12 meses	Ketac-Molar		86.1	62.5	36.6

Holmgren 1998 & 1999	e 30 meses		GmbH	760 & 74	54.0	14.0
Yu et al 1998	12 meses	Boné Fuji IX GP. Ketac-Molar Cap. GK Amalgc ap.	CG Int. ESPE GmbH CI & SR Inst	93.8 90.0 100.0	81.8 76.5	
Luo et al 1999	12 meses	Fuji IX GP ChemFl ex	GC Int Dentsply	89.7 96.4	64.3 42.9	
Hu et al 1999	12 meses	Não indicado	Não indicado		88.9 Não são dadas aulas)	

Desgaste oclusal:

Um estudo recente de Luo et al relatou taxas de desgaste líquidas médias cumulativas após 1 2 meses de 66,5 ± 40,4 m (Fuji IX GP-GC Int. Corp., Tóquio, Japão), e 70,3 ± 48,2 m (ChemFlex - Dentsply / DeTrey, Konstanz, Alemanha).[51]

Considerações sobre o material:

Como já foi referido, os primeiros estudos de ART utilizaram ionómeros de vidro que foram fabricados para serem utilizados em situações que não suportam tensão, como as cavidades de Classe V. Estes foram colocados maioritariamente em superfícies oclusais, portanto em situações de tensão. Foi considerado ético fazer isto, apesar de possíveis falhas, porque o único tratamento alternativo nos sistemas de saúde dos países onde estes estudos foram realizados era a extração. Isto foi claramente demonstrado no estudo da Tailândia por Holmagren 1996, onde durante um período de 3 anos, um dente adicional em média foi extraído nos indivíduos que não receberam ART ou tratamento convencional.[111]

Com base no sucesso dos primeiros estudos do ART, os fabricantes de materiais dentários produziram ionómeros de vidro especialmente formulados para o ART com maior força e resistência ao desgaste. Estes materiais têm sido utilizados nos estudos ART mais recentes no Zimbabué e muito provavelmente desempenham um papel na melhoria das taxas de sucesso observadas nestes estudos. Em particular, o desgaste de mais de 0,5 mm foi inesperadamente baixo (1,5% - 2,5% das restaurações avaliadas como relatado por Frencken em 1998.[46,47]

Considerações do operador:

A sobrevivência da restauração ART após 3 anos para o estudo no Camboja é a mais baixa de todos os estudos relatados. Isto deve-se muito provavelmente a uma combinação de factores, incluindo o facto de o ART ter sido realizado por estagiários de terapia dentária que tinham pouca experiência na realização de qualquer tipo de cuidados orais. Além disso, as cavidades não foram condicionadas. Outra evidência de que o operador tem uma influência nos resultados de sobrevivência é vista nos estudos do Zimbabué onde os dentistas seniores tiveram um melhor desempenho do que os terapeutas dentários juniores, como relatado por Frencken 1998. Isto foi atribuído ao facto de os dentistas seniores terem mais experiência na realização de ART e cuidados orais em geral.[46,47]

A perda total da restauração é considerada um erro técnico do operador. É atribuída à remoção insuficiente de cáries, à inserção incorrecta da mistura na cavidade e/ou à aplicação de uma mistura demasiado seca ou demasiado húmida. Em os estudos no Zimbabué, a percentagem de perda total de restauração variou entre 6,1% e 1,9%.[46,47]

Capítulo 14. Comparação com restaurações convencionais

Não é fácil comparar o ART com as restaurações de amálgama e de resina composta, uma vez que as restaurações ART só foram avaliadas durante um período de 3 anos, enquanto as restaurações de amálgama e de resina composta foram estudadas durante décadas e continuam a ser objeto de estudo.

No entanto, uma comparação entre tipos de tratamento ganha valor se os tratamentos em estudo forem efectuados em condições semelhantes. A melhor maneira possível de comparar as restaurações de amálgama do estudo na Tailândia com as restaurações ART da Tailândia e do Zimbabué. Ambos os tipos de tratamento foram efectuados no terreno por dentistas e terapeutas dentários, e os critérios de avaliação foram os mesmos. Isto indica que as restaurações ART podem ter um desempenho tão bom como as restaurações de amálgama em condições de campo semelhantes.

Além disso, Qvist em 1992[112] relatou que a utilização de instrumentos manuais com ART reduz a probabilidade de danos iatrogénicos, uma vez que há evidências de que a utilização de instrumentos rotativos é um fator etiológico para o desenvolvimento de cáries em superfícies aproximadas adjacentes a superfícies cariadas. Aparentemente, muitas superfícies aproximadas sãs são inadvertidamente danificadas no processo de remoção de cáries com uma broca.

Um dos primeiros estudos comparando restaurações ART e restaurações de amálgama foi realizado na Tailândia por Prathip Phahtumvanit et al. em 1996.[36] Eles relataram a longevidade de três anos das restaurações ART em comparação com as restaurações de amálgama para restaurações de uma superfície na dentição permanente. Numa aldeia, o tratamento experimental de restauração para cáries foi realizado no centro de saúde da aldeia ou na escola primária usando a técnica ART. Na segunda aldeia, a aldeia de controlo, o tratamento restaurador convencional com amálgama como material restaurador foi fornecido no centro de saúde da aldeia utilizando equipamento dentário móvel . Os critérios de inclusão e exclusão permaneceram os mesmos para ambos os tipos de restaurações. A avaliação clínica das restaurações foi efectuada um, dois e três anos após a sua colocação por dois avaliadores que não eram os operadores.

Foram utilizados os mesmos critérios para as restaurações ART e de amálgama. Cada restauração foi avaliada de acordo com os códigos e critérios.

Códigos, critérios utilizados para avaliar restaurações ART e de amálgama:

0 - Presente, correto

1 - Presente, ligeiro defeito na margem e/ou desgaste da superfície com menos de 0,5 mm de profundidade; não é necessária reparação.

2 - Presente, defeito na margem e/ou desgaste da superfície 0,5-1,0 mm de profundidade, é necessário reparar.

3 - Presente, mas com defeito grosseiro na margem e/ou desgaste da superfície de I mm ou mais de profundidade; é necessário reparar.

4 - Não presente, a restauração desapareceu (quase) completamente; é necessário tratamento.

5 - Não presente; porque foi efectuado outro tratamento por qualquer razão.

6 - Dente não presente por qualquer razão

9 - Impossível de diagnosticar.

Na análise dos dados, os códigos 0 e 1 foram considerados como restaurações "aceitáveis" e os restantes códigos como "não aceitáveis". Ambas as restaurações foram colocadas em crianças e adultos.

Das 241 restaurações ART, 147 foram colocadas em crianças e 94 em adultos e das 205 restaurações de amálgama 96 foram colocadas em crianças e 109 em adultos.

Tal como acontece com todos os tipos de restaurações, as taxas de sobrevivência das restaurações ART e de amálgama diminuíram ao longo do tempo. As restaurações ART mostraram resultados menos favoráveis do que as de amálgama no que respeita às taxas de sobrevivência ao longo do período de 3 anos. A comparação da taxa de sobrevivência das restaurações ART nas superfícies oclusais e não oclusais (vestibular ou lingual) mostrou uma diferença significativa, especialmente na avaliação de 3 anos, com uma taxa de sobrevivência mais elevada para as restaurações ART não oclusais. Os resultados foram semelhantes para o dentista e para os enfermeiros dentários. Uma das vantagens do ART é o facto de poder ser aplicado não só por dentistas, mas também por outro pessoal de saúde oral com formação. Em alguns países, o ART faz agora parte do currículo dos programas de formação de enfermeiros dentários e terapeutas dentários. **[Frencken JE et al. (1996)].**[105]

Este ensaio de campo comunitário do ART na Tailândia demonstrou que a sua técnica é uma abordagem viável para a gestão da cárie dentária, especialmente para lesões de uma só superfície na dentição permanente. Devido à simplicidade do ART e à sua invasividade mínima, o controlo da cárie dentária em superfícies dentárias facilmente acessíveis pode ser disponibilizado a todas as pessoas, independentemente das suas condições económicas e de vida

D. Taifour et al. (2002)[113] compararam a sobrevivência de restaurações produzidas através da abordagem de tratamento restaurador atraumático usando ionómero de vidro com as produzidas através da abordagem tradicional usando amálgama em dentes decíduos durante um período de 3 anos. Um total de 482 crianças foram tratadas com a abordagem ART e 353 crianças através da abordagem tradicional de amálgama, após 3 anos, houve uma diferença estatisticamente significativa na sobrevivência combinada de todas as restaurações de superfície única e multi-superfície, entre as duas abordagens, a favor da abordagem ART. O estudo revelou uma percentagem de sobrevivência cumulativa a 3 anos das restaurações ART de superfície única e de amálgama de 86% e 79,6%, respetivamente. Concluiu-se que a abordagem ART utilizando ionómero de vidro produziu melhores resultados no tratamento de lesões dentárias em dentes decíduos do que o diSonja. M. Kalf Scholte et al. (2003)48 compararam a qualidade das restaurações de classe I efectuadas com a técnica de restaurações atraumáticas e a restauração de amálgama convencional de classe I em alunos do primeiro ano do ensino secundário com pelo menos 2 restaurações de classe I. Com base num desenho de boca iluminada , cada participante recebeu restaurações ART e convencionais.

As impressões das restaurações e dos modelos subsequentes foram efectuadas logo após a restauração, após seis meses, um ano, dois anos e três anos. A qualidade das restaurações foi determinada nos modelos de acordo com os critérios do serviço de saúde pública dos EUA. A fratura em bloco, o contorno, a integridade marginal e a textura da superfície das restaurações foram registados e avaliados separadamente As taxas de sobrevivência foram determinadas pela pontuação resultante de todos os critérios.

Códigos e critérios utilizados para avaliar restaurações ART e de amálgama:

Fratura em massa	1. Nenhum 2. Esta classificação não existe 3. Fissura(s): em toda a largura da restauração é visível uma linha, indicando uma restauração fissurada 4: Fratura: a restauração e/ou a estrutura do dente está fracturada
Integridade da margem	1. Sem fenda: não há evidência visível de uma fenda ao longo da margem 2. Fenda: evidência visível de uma fenda ao longo da margem 3. Fenda profunda: uma fenda profunda ao longo da margem com dentina provavelmente exposta. 4. Cárie contínua com margem de restauração (a cárie não pode ser detectada num modelo; esta classificação é impossível neste estudo)
Contorno	1. Contínuo com a anatomia: o contorno da restauração é contínuo com a forma anatómica existente. No modelo pode ver-se uma linha que marca os contornos da obturação, mas deve estar ausente um passo do dente para a obturação ou vice-versa. 2. Ligeiramente sobre/ subcontornado: o contorno oclusal não é contínuo com o das cúspides e planos. 3. Sobre/subcontornada; a restauração está claramente sobrecontornada, resultando numa oclusão defeituosa/ um passo claramente visível do dente para a lima material pode ser visto indicando uma obturação

	subcontornada com dentina provavelmente exposta. 4. Restauração em falta
Textura da superfície	1. Liso / ligeiramente rugoso ou esburacado: a superfície do restauro é lisa ou ligeiramente rugosa ou esburacada, mas não apresenta qualquer superfície irregular. 2. Rugoso e irregular: a superfície do restauro é rugosa e irregular, mas não apresenta pequenas fissuras. 3. Profundamente picada: a superfície da restauração está profundamente picada ou apresenta pequenas fissuras e sulcos não relacionados com a anatomia. 4. Descamação: a superfície está descamada ou fracturada

As taxas de sobrevivência a três anos foram de 90,4% para a amálgama e 81% para as restaurações ART. Como o tamanho da amostra era menor (total de 178 restaurações), esta diferença nas taxas de sobrevivência foi considerada significativa. A fratura foi o principal motivo de insucesso, tanto nas restaurações ART como nas de amálgama. Olhando para os critérios de qualidade, houve um aspeto em que as restaurações convencionais de amálgama tiveram um desempenho significativamente melhor do que o ART, ou seja, no contorno. Isto deve-se ao facto de as restaurações de amálgama serem esculpidas e polidas, o que cria um contorno que é contínuo com a anatomia do dente. Um ligeiro sobrecontorno é evidente nas restaurações ART devido à utilização da técnica de dedo pressionado.

Frencken JE et al em 2006[114] avaliaram a sobrevivência de restaurações ART e de amálgama em dentes permanentes de crianças após 6,3 anos. Utilizando um desenho de grupo paralelo, um total de 370 crianças, com idades entre os 6 e os 9 anos, foram aleatoriamente atribuídas ao grupo ART e 311 crianças, também com idades entre os 6 e os 9 anos, ao grupo da amálgama. Oito dentistas colocaram um total de 1117 restaurações de superfície única e múltipla. Após 6,3 anos, as percentagens cumulativas de sobrevivência das restaurações ART e de amálgama foram de 66,1%

(SE = 3,1%) e 57,0% (SE = 3,3%), respetivamente. Concluiu-se que as restaurações produzidas com a abordagem ART, com ionómero de vidro de alta viscosidade, sobreviveram mais tempo do que as produzidas com a abordagem tradicional, com amálgama, nos dentes permanentes de crianças pequenas.

O número de estudos que relatam a comparação de restaurações AWF com restaurações de amálgama é, neste momento, ainda demasiado baixo para se chegar a uma conversão geralmente aceite. No entanto, na ausência de tal conclusão, pode afirmar-se que a abordagem ART com ionómero de vidro parece, pelo menos, ter um desempenho tão bom como a abordagem tradicional com amálgama. **[Taifour D et al. (2003)].**[76]

Capítulo 14. Vedação com ionómero de vidro ants

Justificação:

Nem sempre é fácil detetar uma cárie dentária precoce. A sua progressão pode ser rápida, particularmente em jovens que já têm cáries e/ou restaurações não tratadas. Se nada for feito, a cárie dentária precoce pode evoluir para uma cavidade em menos de 1 ano.

O selamento de fossas e fissuras com ionómero de vidro pode controlar a cárie dentária e prevenir a sua ocorrência. A presença e a viabilidade de microrganismos sob os selantes de fossas e fissuras foram investigadas. Foi demonstrado que, quando o selante permanece intacto, o número de microrganismos viáveis deixados sob o selante diminui com o tempo. A atividade destrutiva das bactérias remanescentes é reduzida, deixando-as incapazes de causar a destruição do dente. Isto é lógico, uma vez que as bactérias remanescentes estão agora isoladas da sua fonte de nutrientes. Existem provas convincentes de que os selantes de fossas e fissuras são capazes de travar o processo de cárie.

Mesmo quando os selantes de ionómero de vidro foram parcial ou completamente perdidos, existe normalmente um benefício para o doente porque o flúor libertado do material terá tornado o esmalte mais duro.

Como parte de um pacote total de cuidados orais, não só as lesões de dentina devem ser restauradas, como também as fossas e fissuras com elevado risco de desenvolver cáries dentárias devem ser seladas. Originalmente, era utilizado um ionómero de vidro com baixo teor de pó: líquido para selar superfícies, uma vez que se pensava que este fluiria melhor para as fossas e fissuras de uma forma semelhante aos selantes de resina de baixa viscosidade. Os selantes que utilizavam os ionómeros de vidro com baixo teor de pó: líquido tinham uma retenção muito baixa, tal como relatado por Mejare 1990,[27] Torppa 1990,[115] Forss 1996.[31]

O selamento no âmbito da abordagem ART é efectuado com ionómeros de vidro com uma relação pó/líquido mais elevada, utilizando a técnica "press-finger". É o mesmo material que foi utilizado para o preenchimento de cavidades. Um estudo in vitro recente realizado por Smales R.J. em 1996[45] mostrou uma boa penetração do ionómero de vidro nas fossas e fissuras colocadas sob pressão do dedo. Foi ligeiramente melhor do que a penetração nas fissuras de um material selante de resina composta colocado por meios convencionais, ou seja, fluiu para as fissuras.

J.E. Frencken et al. em 1996[105] realizaram um estudo para conhecer a taxa de sobrevivência dos selantes de ionómero de vidro após 1 ano num programa de saúde oral escolar no Zimbabué. O G ionómero de vidro tipo II, 1 (chemfil, Superior) foi utilizado como material selante. A percentagem de retenção dos selantes após 1 ano foi de 73,7%, com 60,3% de retenção completa e 13,4% de retenção parcial. A cárie foi observada apenas em 0,8% das fossas e fissuras seladas. A percentagem de retenção por operador variou de 93,6 a 47,9.

Frencken J.E. et al. em 1998[106] realizaram um estudo para conhecer a taxa de sobrevivência do cimento de ionómero de vidro utilizado como material selante após 3 anos, Fuji IX foi utilizado como material selante. Os selantes foram colocados na superfície diagnosticada como lesões precoces de esmalte. Os selantes foram colocados utilizando a técnica do dedo de pressão. Aos 3 anos de avaliação, 24,2% dos selantes estavam completamente retidos e 42,4% parcialmente retidos, tendo sido observada cárie nas fossas e fissuras de três dentes que tinham sido selados, enquanto 96,3% das superfícies seladas sobreviveram 3 anos sem desenvolver cárie.

Pardi V et al em 2003[116] avaliaram o efeito de retenção e prevenção de cáries de dois ionómeros de vidro utilizados como selantes de fissuras: um GIC modificado com resina e um GIC convencional durante um período de 5 anos. Os resultados do estudo mostraram taxas de retenção fracas com ambos os cimentos durante um período de 5 anos, mas mostraram eficácia na prevenção de cáries.

Vieira AL et al em 2009[117] investigaram as taxas de retenção e os efeitos na incidência de cárie oclusal de dois ionómeros de vidro utilizados como selantes, colocados de acordo com a abordagem ART, numa comunidade de alto risco de cárie. O desempenho clínico dos selantes de ionómero de vidro de ambos os grupos foi considerado satisfatório com uma elevada taxa de sucesso (98,5%).

Kemoli AM et al em 2010[118] avaliaram a taxa de sobrevivência de dois anos de selantes de cimento de ionómero de vidro (CIV) colocados em molares primários de crianças de seis a oito anos e como parte de uma restauração de tratamento restaurador atraumático proximal (ART). Um total de 804 crianças de seis a oito anos de idade das zonas rurais do Quénia receberam um selante como parte de uma restauração proximal colocada num molar primário utilizando a abordagem do tratamento restaurador atraumático (ART). A taxa de sobrevivência de dois anos dos selantes foi fraca e não foi significativamente influenciada pelo material GIC ou pelo método de isolamento dentário utilizado.

Em vários dos estudos ART mencionados anteriormente, foram colocados e avaliados selantes de ionómero de vidro. Os critérios de avaliação são apresentados na tabela seguinte.

0	Presente , bom selo
1	Presente parcialmente, as fossas e/ou fissuras visíveis estão livres de cáries activas É necessário tratamento
2	Presente parcialmente, as fossas e/ou fissuras visíveis mostram sinais de cárie ativa É necessário tratamento
3	Não presente, as fossas e/ou fissuras não apresentam sinais de cárie ativa. Não é necessário tratamento.
4	Não presente, as fossas e/ou fissuras mostram sinais de cárie ativa. é necessário tratamento.
9	Incapaz de diagnosticar

O sucesso dos selantes deve ser considerado de duas formas. Embora a taxa de retenção tenha sido utilizada regularmente como um critério de sucesso, o sucesso final de um selante deve ser expresso em termos de prevenção de cáries, a razão pela qual os selantes são colocados em primeiro lugar. Assim, os resultados biológicos devem ter precedência sobre os resultados mecânicos.

Capítulo 15. Dilema da cárie residual

A medicina dentária restauradora baseia-se no pressuposto de que a infeção bacteriana da dentina desmineralizada deve levar a uma intervenção cirúrgica. O objetivo da escavação de cáries é remover a dentina mole, descolorida e infetada antes de aplicar o material de preenchimento. Um corante detetor de cáries pode ser utilizado como um auxiliar para indicar a dentina infetada durante a preparação da cavidade. No entanto, Kidd 1989 [119] e 1993 [120] descobriram que os critérios tácteis e ópticos convencionais também são satisfatórios para avaliar o estado cariado do tecido durante a escavação. Embora estudos em cavidades incompletamente escavadas tenham mostrado uma redução no crescimento bacteriano por Besic FC em 1943[121] e Bjorndal 1997,[122] a remoção de toda a dentina cariada durante o tratamento restaurador ainda é considerada essencial por Weerheijm 1999.[123]

Com as novas técnicas de preparação e restauração que poupam dentes, tais como o túnel, a caixa apenas, as restaurações de resina preventivas e a abordagem do tratamento restaurador atraumático (ART), a visibilidade da cavidade durante o processo de escavação será limitada, aumentando a probabilidade de a cárie ser deixada na cavidade. Normalmente, na abordagem ART, a escavação é efectuada apenas com instrumentos manuais. Devido à fadiga da mão e do pulso, é de esperar um aumento do risco de escavação incompleta de cáries utilizando o ART foi relatado por Von Amerongen 1996).[40] O dilema da escavação incompleta parece, no entanto, não estar limitado apenas ao ART e a outras novas técnicas. Mjor I.A. 1985[124] e 1996[125] nas técnicas de preparação convencionais, a cárie residual ou secundária é também uma das razões mais comuns para a restauração.

Um dos objectivos da medicina dentária prática é criar um ambiente favorável para parar a cárie com uma intervenção operatória mínima. No entanto, a discussão sobre a quantidade mínima de cárie dentária ou o número de microrganismos que podem ser deixados para trás sem perigo de progressão da lesão ainda não foi resolvida (Kidd 1993, Bjorndal 1997).

As três terapias para garantir contra um processo de cárie contínuo ou a reativação de cáries residuais (1) restrição do fornecimento de nutrientes, isolando o processo de cárie da cavidade oral;

(2) tratamento operatório, ou seja, escavação da dentina cariada e (3) utilização de um material de preenchimento cariostático (Bjorndal 1997,[122] Kreulen 1997[126]). A última medida é, sem dúvida, a mais frequentemente estudada no conceito de intervenção operatória mínima. Um dos materiais aos quais são atribuídas propriedades cariostáticas e/ou bactericidas é o cimento de ionómero de vidro (CIV), o material de preenchimento adesivo utilizado na técnica ART (Tobias 1985,[127] Svanberg 1990,[128] Forss 1995[129]).

Selagem da cavidade oral:

O encerramento do processo de cárie do ambiente oral deve levar a uma redução do número de microrganismos. De facto, os resultados são consistentes quanto à redução do número de microrganismos em comparação com lesões não tratadas e não seladas ou com medições de base. No entanto, os resultados são contraditórios relativamente ao número real de microrganismos remanescentes após o isolamento da dentina cariada do ambiente oral. Mertz-Fairhurst 1979[130] encontrou um número não detetável de microrganismos, enquanto Handelman 1976[22] encontrou um número mínimo de microrganismos. No entanto, Weerheijm 1992[131] encontrou um número substancial de microrganismos em alguns dos dentes estudados. No que respeita à profundidade da lesão, os resultados são semelhantes. O isolamento conduziu de facto a uma redução da profundidade crescente da lesão, mas nem sempre a uma paragem completa do processo de cárie. Jeronimus 1975[132] mencionou a qualidade do selante como uma condição importante para a paragem da lesão. Nos casos de um selamento incompleto (imediatamente ou após um período de funcionamento clínico) a atividade de cárie irá aumentar (Handelman 1981)[133]. Com a abordagem ART onde o cimento de ionómero de vidro é usado como material de preenchimento, a qualidade do selamento parece ser suficiente na maioria dos casos, imediatamente após a aplicação. A longo prazo, a qualidade do selamento permanece incerta.

Pode concluir-se que, em geral, o isolamento conduz a uma redução do número de microorganismos ou ganismos, mas o selante ou a res tação deve ser muito segura e durar muito tempo .

Remoção de dentina infetada:

Bjorndal 1997[122] referiu que a escavação da dentina cariada conduzirá, na maioria dos casos, a uma redução do número de microrganismos. A remoção inicial da biomassa microbiana cariogénica é considerada um passo importante para travar a cárie. No estudo recente de Mertz-Fairhurst[(134)], as restaurações conservadoras de amálgama com remoção de toda a dentina cariada tiveram um melhor desempenho do que a restauração cariostática de compósito selado sem remoção da dentina cariada. Após o aplainamento da amálgama, foi colocado um selante sobre a mesma, bem como sobre todas as fossas e fissuras do dente.

Pode concluir-se que, embora nem sempre todos os microrganismos sejam removidos durante a escavação, a escavação parece ser um passo importante para travar o processo de cárie.

Propriedades cariostáticas do material de enchimento:

Efeito sobre o número de microrganismos:

As propriedades cariostáticas são atribuídas a alguns materiais de preenchimento, supostamente assegurando a redução dos microrganismos remanescentes. Forss **1993135** referiu que o efeito preventivo da cárie do CIV está provavelmente relacionado com a sua libertação de fl uoreto, mas não se pode excluir antecipadamente que outros componentes tenham um efeito na dentina cariada. Em DeMoer **1996136** , estudos de materiais libertadores de flúor mostram que, tipicamente, uma grande libertação inicial de flúor é seguida por uma pequena libertação de flúor a longo prazo. Jensen **1980137** relatou que, para além do material de preenchimento, 1 minuto de condicionamento com ácido fosfórico antes da aplicação do selante reduziu o número de microrganismos cultiváveis em cerca de 75%.

Embora sejam sugeridas propriedades cariogénicas e cariostáticas, os estudos in vivo e in situ ainda não demonstraram o efeito na dentina cariada.

Resumo cronológico dos estudos relativos à paragem da dentina cariada

Estudo	Tratamento	Período	Medida	Indicação de atividade cariosa	Resultados e conclusões
Jerónimo et al	Gravura, selante	10 min 2 semanas 3 semanas 4 semanas	Isolamento do processo carioso, propriedades cariostáticas	Microrganismos (% de culturas positivas)	Diminuição dos microrganismos, apenas no caso de um bom vedante
Handel man et al	Gravura, Selante	0-2 anos	Isolamento do processo carioso, propriedades cariostáticas	Microorganismos	Grande redução de microorganismos no tempo
Going et al	Gravura, selante (43 locais) vs Não tratado (21 locais)	5 anos	Isolamento do processo carioso, propriedades cariostáticas	Microorganismos	Redução de microorganismos
Mertz-Fairhurst et al	Gravura, Selante Vs não tratado	6-12 meses	Isolamento do processo carioso, propriedades cariostáticas	Profundidade da lesão, microorganismos	Menor aumento da profundidade da lesão e ausência total de microorganismos em caso de selagem

Jensen & Handel homem	Gravura, selante	0-12 meses	Isolamento do processo carioso, propriedades cariostáticas	Microorganismos	Grande redução de microorganismos no tempo
Handel man et al	Gravura, selantes	2-5 anos	Isolamento de processos cariosos propriedades cariostáticas	Profundidade da lesão	Diminuição da profundidade da lesão, sem influência do tempo
Mertz-Fairhurst et al	Gravura, selante vs sem tratamento	1-17 meses	Isolamento de caries processo, propriedades cariostáticas	Profundidade da lesão, microorganismos	Menor aumento da profundidade da lesão e ausência de microorganismos em caso de selagem.
Mertz-Fairhurst et al	Condicionamento, compósito selado vs amálgama selada e amálgama convencional não selada	2 anos	Isolamento do processo carioso, escavação (em caso de amálgama), propriedades cariostáticas	Adaptação marginal	Nenhuma diferença entre os três tratamentos
Weerheijm et al	Cáries ocultas não tratadas	Desconhecido	Escavação	Microorganismos	Redução dos microrganismos após a escavação

Weerheijm et al	Gravura, selante	3,4 anos (±2.1)	Isolamento de caries processo, propriedades cariostáticas	Adaptação marginal, microrganismos, cor, consistência	Não há relação entre o tempo e os microrganismos
Weerhejijm et al	GIC v selado GIC vs gravura, selante	7 meses	Isolamento de caries processo, propriedades cariostáticas	Microorganismos, cor, consistência	Redução de microrganismos para todos os tratamentos
Bjorndal et al	Restauração de amálgama, escavação por etapas, $CA(OH)_2$	6-12 meses	Isolamento de caries processo, escavação, propriedades cariostáticas	Microrganismos, cor, consistência	Redução dos microrganismos, sem efeito do tempo

Efeito na consistência e na cor:

Bjorndal 1997[122] relatou uma mudança de cor para tons mais escuros e aumentos na dureza da dentina são considerados efeitos positivos, indicativos de paragem da lesão. Jeronimus 1975[132] apontou que após um tratamento com selante de resina da dentina cariada, foi encontrada dentina seca e dura, enquanto noutro estudo de Weerheijm 1992[131] foi encontrada dentina com uma consistência macia e húmida.

Mais recentemente, Bjorndal 1997,[122] num estudo de escavação gradual onde a escavação foi combinada com a aplicação de hidróxido de cálcio, a dentina tornou-se mais escura, mais dura e seca como resultado do tratamento global.

Os resultados indicam que, durante um longo período de tempo, outros factores - tais como o selamento e a remoção da dentina infetada - contribuem mais para a detenção da lesão do que apenas a propriedade cariostática do material de obturação.

Todas as três medidas discutidas levam a uma redução do processo de cárie. Também é claro que cada uma das três medidas, por si só, não é suficiente para parar o processo s. O isolamento do processo carioso não conduz, em todos os casos, a um número não detetável de microrganismos, a escavação da dentina infecciosa também não é garantia de um ambiente livre de cáries e as propriedades cariostáticas dos materiais parecem diminuir com o tempo. Parece que é necessária uma combinação das três medidas.

Capítulo 16. O ART e a saúde oral do público

À semelhança de outros procedimentos de tratamento, o TARV não deve ser utilizado isoladamente. Deve ser apoiado por medidas que controlem as razões pelas quais um tratamento foi necessário em primeiro lugar. Estas medidas incluem normalmente actividades educativas e de promoção da saúde oral, bem como serviços preventivos, outros procedimentos de restauração e métodos para o controlo da dor.

O primeiro passo para introduzir o ART num sistema de cuidados de saúde primários é ensinar a habilidade necessária para realizar a técnica. Existe um manual disponível que, no seu formato atual, está em grande parte orientado para o pessoal sem formação dentária.[32] A melhor forma de aprender a executar a técnica do ART é participar num curso clínico. Até à data, foram realizados cursos em cerca de 19 países.

No Zimbabué, toda a força de trabalho dentária do governo foi orientada para o ART. Em várias partes do país, foram iniciados programas de cuidados orais que levaram os cuidados orais a uma parte maior da população do que nunca. A incorporação do ART nos cuidados primários de saúde oral foi considerada um grande passo em frente no esforço do governo para melhorar e alargar os cuidados de saúde oral a uma parte muito maior da população. Foi desenvolvido um programa de demonstração centrado inicialmente nos alunos do primeiro ano do ensino secundário. O seguinte descreve o programa de demonstração.[100]

O programa de promoção e serviços de saúde oral é composto pelos seguintes elementos;

1) Exame dos alunos para identificar os que necessitam de cuidados;

2) Realização de actividades de promoção da saúde oral junto dos indivíduos, tanto no contexto da sala de aula como no exterior;

3) Prestação de medidas preventivas de saúde oral, incluindo a destartarização e o selamento das superfícies dentárias com ionómero de vidro;

4) Tratamento da cárie dentária com ART;

5) Discussões com o pessoal escolar sobre a manutenção de uma boa saúde oral nos seus alunos

após a saída da equipa de saúde oral; e

6) Avaliação do programa global e dos cuidados prestados em cada ano[100].

O programa começou em março de 1993 em seis escolas secundárias na área da Grande Harare. De todos os estudantes examinados, 95 por cento necessitaram de alguma forma de tratamento preventivo ou curativo. Atualmente, o programa é levado a cabo por dentistas e terapeutas dentários recentemente qualificados. Além disso, o programa está a ser incorporado no ensino dos estudantes do terceiro ano de terapia dentária, onde os estudantes assistem os operadores, fornecem educação sobre saúde oral e realizam a destartarização e o ART conforme o tempo o permite.[100]

Até à data, o programa tem sido bem recebido pelo pessoal escolar e pelos alunos, a grande maioria dos quais está muito satisfeita com os cuidados que, de outra forma, nunca teriam recebido.

Capítulo 17. Comparação entre a dentisteria conservadora e o tratamento restaurador atraumático (ART)

A medicina dentária conservadora representa uma filosofia ultraconservadora que consiste em adiar a colocação da primeira restauração ou a substituição de restaurações até que seja observada evidência de cavitação ou falha definitiva ou até que esta seja altamente provável. Esta abordagem coloca a ênfase principal no diagnóstico exato de lesões cariosas; na monitorização da progressão, paragem ou remineralização de lesões incipientes; na educação dos pacientes para que estes passem a ter um baixo risco de cárie; e na variação do protocolo de tratamento e do intervalo de rechamada de acordo com o risco estimado de iniciação ou progressão da cárie do paciente. Os dentes com lesões cavitadas são restaurados. As lesões não cavitadas em pacientes de alto risco são detidas através da redução dos níveis bacterianos e potencialmente remineralizadas através da aplicação de flúor e/ou clorexidina ou outros agentes bactericidas apropriados em intervalos específicos. A aplicação bem sucedida dos princípios da odontologia conservadora deve levar à conservação máxima da estrutura dentária sã, ao uso mínimo de anestésicos, à dor mínima, a um risco reduzido de tratamento endodôntico e extração dentária, e a um aumento do tempo médio de sobrevivência dos dentes afectados[138].

O tratamento restaurador atraumático baseia-se no tratamento de lesões cavitadas através da escavação de tecido cariado e da restauração do local com um material libertador de flúor relativamente insensível à técnica, como um ionómero de vidro altamente viscoso. O material tem de ser colocado e acabado em áreas de tratamento que não disponham de eletricidade, equipamento de radiografia, peças de mão dentárias, lâmpadas de polimerização e seringas de água e ar. Em princípio, o tratamento restaurador atraumático deve produzir resultados semelhantes aos associados à medicina dentária conservadora, incluindo evitar a dor e a necessidade de injecções de anestésico local, intervenção cirúrgica mínima, conservação da estrutura dentária sólida, risco reduzido de tratamento endodôntico subsequente e extração dentária, e aumento do tempo de sobrevivência dos dentes afectados. Nas comunidades desfavorecidas dos países em desenvolvimento, bem como nas populações carenciadas das nações industrializadas, a medicina dentária operatória e a terapia endodôntica não são economicamente viáveis e a extração é a principal opção para o tratamento de dentes com lesões de cárie extensas.[138]

Em contraste, a medicina dentária de conservação centra-se em evitar ou atrasar a colocação da restauração inicial e as substituições subsequentes de restaurações. As filosofias da medicina dentária de conservação e do ART podem ser semelhantes no facto de a maior ênfase ser colocada nos indivíduos com maior risco de progressão da cárie.[138]

Quando se consideram os benefícios e as desvantagens de um determinado tratamento da cárie, o tratamento em questão é normalmente comparado com as alternativas tradicionais para tratar a população sob as restrições económicas e de pessoal específicas em questão. Para a medicina dentária conservadora nos países industrializados, a colocação e substituição tardia de restaurações é comparada com o tratamento restaurador tradicional cirurgicamente invasivo. Assim, para dentes com lesões mínimas, é feita uma comparação entre colocar ou não colocar a primeira restauração. Para o tratamento restaurador atraumático, a comparação é feita entre a restauração de dentes com lesões cavitadas e a extração dos dentes. As diferenças nos critérios de sucesso entre a medicina dentária conservadora e o ART estão resumidas na tabela abaixo.

Critérios primários de sucesso da dentisteria conservadora e do ART[138]

Dentisteria de conservação	**Tratamento restaurador atraumático**
• Diagnóstico exato da gravidade da cárie	-
• Avaliação exacta da atividade de cárie	-
• Previsão exacta do risco de cárie	-
	-
• Prevenção do desenvolvimento de novas lesões	• Prevenção da progressão da cárie
	-
• Prevenção da progressão da cárie	-
• Remineralização de lesões não cavitadas	• Redução da dor/desconforto do tratamento
• Atraso na colocação da primeira restauração	• Não utilização de anestésico local
• Atraso na substituição das r estorações	• Diminuição do medo
• Redução da dor/desconforto do tratamento	-
• Utilização mínima de anestésico local	• Restauração da função
	• Conservação do restauro

• Diminuição do medo • Redução do risco de terapia endodôntica • Restauração da função • Conservação do restauro • Potencial reduzido ou extração de dentes • Aumento do tempo de sobrevivência dos dentes afectados • Melhoria da qualidade de vida	• Resistência ao desgaste aceitável • Redução da possibilidade de extração de dentes • Aumento do tempo de sobrevivência dos dentes afectados • Melhoria da qualidade de vida

A medicina dentária de conservação não se restringe apenas aos métodos ART, mas aplica-se a todos os níveis da prática dentária. Neste contexto, os princípios da medicina dentária conservadora podem ser resumidos através da modificação dos "Dez Mandamentos da Medicina Dentária Minimamente Invasiva" propostos por Burnhal[139] com base nos 10 mandamentos da medicina dentária minimamente invasiva desenvolvidos por Grigereit em 1995. Os princípios da medicina dentária minimamente invasiva estão resumidos na tabela abaixo.

Princípios da Medicina Dentária Minimamente Invasiva[138]

1. Seguir sempre a filosofia da medicina dentária minimamente invasiva.
2. Efetuar a menor quantidade de dentisteria necessária em qualquer situação.
3. Nunca remover mais estrutura dentária do que a absolutamente necessária para restaurar os dentes à sua condição normal.
4. Utilizar sempre materiais dentários que conservem o máximo de estrutura dentária ao longo do tempo.
5. Utilizar apenas materiais dentários que tenham sido investigados pelas principais escolas de medicina dentária e instituições de investigação e que sejam recomendados pelos principais dentistas.
6. Utilizar apenas os materiais mais resistentes e duradouros para reduzir a necessidade de futuras reparações e substituições.

7. Manter as consultas dentárias tão curtas quanto possível para garantir um tratamento conservador.

8. Utilizar procedimentos dentários que minimizem o número de consultas necessárias.

9. Selecionar laboratórios dentários que utilizem materiais minimamente invasivos para a restauração de dentes

10. Utilizar apenas materiais de restauração que não desgastem os dentes opostos mais do que o esmalte.

Modificado a partir da medicina dentária minimamente invasiva proposta por Burnhal,[139] que adaptou os "Dez Mandamentos da Medicina Dentária Minimamente Invasiva" propostos por Grigereit em 1995.

ASPECTOS PREVENTIVOS DOS MATERIAIS ARTÍSTICOS IDEAIS

O material ideal para obturação direta, ART, deve: 1) ser biocompatível; 2) ser da cor do dente; 3) ter propriedades de manuseamento "indulgentes"; 4) ser insensível à humidade ou à dessecação; 5) endurecer sem equipamento especial; 6) formar ligações estáveis ao esmalte e à dentina; 7) selar as lacunas das margens contra as bactérias; 8) libertar flúor e/ou agentes de remineralização; 9) libertar um agente quimioterapêutico quando necessário para travar a doença; e 10) apresentar uma excelente durabilidade. O flúor libertado pelo material de restauração tem três funções principais. Inibe a ação bacteriana à medida que o pH do fluido da placa bacteriana diminui, inibe a desmineralização à medida que o pH diminui e aumenta a remineralização à medida que o pH aumenta[139].

Os materiais de ionómero de vidro altamente viscosos atualmente utilizados para o ART cumprem vários destes critérios. No entanto, podem ser bastante deficientes na sua capacidade de selar as lacunas marginais contra as bactérias e na sua sensibilidade à dessecação. Além disso, apesar de libertarem flúor durante o tempo de vida da restauração, esta libertação de flúor, por si só, pode não impedir a progressão da cárie em todos os casos. De facto, é altamente improvável que o flúor por si só previna a cárie nos pacientes com maior risco de doença. Katz 1982[140] apontou para o uso de clorexidina em conjunto com flúor para conseguir a paragem da cárie e a remineralização das áreas adjacentes dos dentes afectados.

Frencken et al[47] relataram os resultados de 3 anos de um estudo com crianças do ensino secundário cujos dentes foram tratados por dois dentistas ou dois terapeutas dentários com selantes de ionómero de vidro Tipo II (ChemFil Superior, Dentsply, DeTrey) ou restaurações ART de uma superfície utilizando o mesmo material. O selante foi aplicado em dentes com lesões precoces de esmalte e algumas pequenas lesões dentárias. Verificaram que 85,3% (80,9% a 89,7%) das restaurações ART sobreviveram aos 3 anos, em comparação com 50,1% (25,9% a 68,5%) dos selantes parcial e totalmente retidos.

Dunne et al em 1996[141] verificaram que as profundidades de inibição de cárie do cimento de ionómero de vidro Fuji II LC e do cimento de ionómero de vidro convencional ChemFil eram comparáveis. Embora os cimentos de ionómero de vidro modificados com resina possam ser mais duráveis do que o ionómero de vidro convencional, estes materiais requerem normalmente um ajuste oclusal com uma peça de mão e uma broca e um acabamento com discos abrasivos. Estes materiais não seriam adequados para o ART em situações em que não existe eletricidade disponível.

A ARTE CUMPRE OS PRINCÍPIOS DA MEDICINA DENTÁRIA DE CONSERVAÇÃO?

O ART trata da restauração de dentes com superfícies cavitadas. Estas áreas cavitadas não podem ser remineralizadas eficazmente. A medicina dentária conservadora estende-se desde a remineralização de lesões não cavitadas e o atraso da primeira restauração até à restauração de lesões cavitadas e à substituição de restaurações falhadas. Na situação típica em que o ART é considerado, a opção de remineralização já foi perdida. Além disso, os dentes com grandes lesões cavitadas envolvendo cúspides destruídas não podem ser adequadamente restaurados com cimento de ionómero de vidro convencional. Além disso, o tamanho das cavidades escavadas é determinado pela opinião do clínico sobre quando foi removido esmalte minado suficiente para permitir a inserção do escavador mais pequeno. Não existem dados sobre o efeito que este procedimento tem no tempo de sobrevivência da restauração e dos dentes tratados. A moldagem das margens da cavidade com machadinhas de lâmina reta é uma técnica rudimentar que pode, de facto, causar a fragmentação do esmalte súbito e um alargamento excessivo que pode levar, em alguns casos, ao deslocamento prematuro do material de restauração[138].

No entanto, pode ser possível aumentar o tempo de sobrevivência de 93% de 1 ano, tal como referido por Phantumvanit et al[36], em pelo menos 1 ano, para igualar o tempo de sobrevivência das restaurações de amálgama de Classe I. Em primeiro lugar, a técnica de remoção do "esmalte não suportado" deve ser mais analisada e optimizada em relação à utilização de ionómeros de vidro convencionais, bem como de materiais de ionómero de vidro modificados com resina. A técnica de colocação e acabamento de materiais autopolimerizáveis sem a necessidade de acabamento com uma peça de mão e broca ou disco também deve ser mais estudada, uma vez que os tempos de sobrevivência devem ser significativamente aumentados com materiais à base de resina. Para situações em que a cárie progrediu perto da polpa, pode ser possível selar a cárie eficazmente como demonstrado por Mertz Fairhurst et al.[134] No período intermédio, o condicionamento ácido e o revestimento das margens do esmalte com selante para indivíduos de alto risco pode aumentar ainda mais o tempo de sobrevivência das restaurações ART para estes indivíduos.

QUE LUGAR OCUPA, ENTÃO, A ARTE RELATIVAMENTE À MEDICINA DENTÁRIA CONSERVADORA?

Como se mostra na tabela (Critérios primários para o sucesso da dentisteria conservadora e do ART), o ART tem o potencial de produzir 10 dos 18 resultados que são promovidos pela filosofia da dentisteria conservadora. Uma vez que a maioria dos estudos sobre o ART foram realizados em populações de risco relativamente baixo com pontuações baixas de DMFT, o seu sucesso na prevenção da progressão da cárie ou cárie secundária utilizando um ionómero de vidro altamente viscoso ou material de ionómero de vidro convencional não pode ser determinado neste momento. Na maioria dos estudos relatados até à data, o risco de cárie de cada indivíduo não foi identificado. É evidente que o ART preserva a estrutura dentária, mas o processo de doença não é necessariamente controlado. Os materiais de ionómero de vidro disponíveis hoje em dia não irão parar a cárie em muitos casos, uma vez que a infeção bacteriana não é controlada. Além disso, a baixa resistência à fratura destes materiais irá reduzir a retenção e a resistência ao desgaste. Assim, os actuais materiais e métodos ART tendem a preencher cinco dos possíveis 10 critérios de sucesso associados à medicina dentária conservadora. Obviamente, a prevenção da doença infecciosa crónica para que não ocorra cavitação assegurará que mais de nove dos 18 critérios para julgar o sucesso da medicina dentária conservadora possam ser alcançados. Recomenda-se investigação adicional sobre a utilização de materiais mais duráveis, incluindo amálgama, compósito e ionómeros de vidro modificados com resina.[138]

OBJECTIVOS PARA A INVESTIGAÇÃO FUTURA

Para melhorar a qualidade da informação derivada dos estudos ART, devem ser tomadas as seguintes medidas:

1) Estimar o risco de cárie de indivíduos individuais.

2) Centrar os estudos em populações com elevado risco de cárie.

3) Investigar o potencial de remoção ou não remoção de tecidos com cáries ged.

4) Desenvolver técnicas de campo para utilizar materiais mais duradouros.

5) Atribuir o tratamento de acordo com o nível de risco de cárie.

por exemplo, redução bacteriana e elevada libertação de flúor para indivíduos de alto risco.

É certo que a eficácia da prevenção da cárie para o tratamento restaurador atraumático só pode ser avaliada com indivíduos cujo risco de cárie é conhecido na linha de base e em cada período de recordação. É também claro que o tratamento operatório por si só não cura normalmente a cárie. As medidas de redução bacteriana devem ser aplicadas concomitantemente com os procedimentos restauradores para avaliar plenamente a eficácia do método ART.

Aplicação da ART:

Recomendação de 1995 para investigação futura: "A continuação dos ensaios de campo ART actuais e futuros com materiais melhorados por períodos superiores a 3 anos".

Apesar da duração relativamente curta dos estudos de ART publicados até à data, os resultados dos estudos mais recentes para restaurações ART de uma superfície em dentes permanentes são notavelmente semelhantes.[47] Estes sugerem uma taxa de falha bastante constante para essas restaurações, entre 1% e 5% por ano. É objeto de especulação se estas áreas de falha permanecem constantes durante períodos superiores a 3 anos, ou se irão aumentar ou diminuir. Por conseguinte, isto reforça a necessidade de os ensaios de campo de ART existentes e futuros que utilizam materiais de restauração especialmente desenvolvidos para ART serem alargados por períodos superiores a 3 anos.

Enquanto os resultados de 3 anos em dentes permanentes estão disponíveis para restaurações ART de uma superfície, não estão disponíveis para restaurações de múltiplas superfícies. Isto deve-se em grande parte ao facto de, até à data, a maioria dos estudos ART terem sido realizados em populações jovens, onde o principal tipo de lesão cariosa encontrada é a lesão de superfície única.[104] Existe, portanto, uma necessidade de realizar mais estudos que investiguem a utilização da abordagem ART para restaurações de superfícies múltiplas utilizando os mais recentes ionómeros de vidro "condensáveis" e outros materiais dentários adesivos.

Existe também a necessidade de realizar estudos de ART em populações com um DMFT elevado e em indivíduos com elevado risco de cárie, uma vez que a maioria dos estudos anteriores de ART foram realizados em grupos populacionais com pontuações de DMFT baixas ou muito baixas.[46,107] Estas deficiências foram reconhecidas e estão atualmente em curso estudos de ART em populações com um DMFT mais elevado e em indivíduos com maior risco de cárie.

Capítulo 18. Pintar o futuro da arte

Outra área em que é necessária investigação é a avaliação do desempenho do ART na dentição primária. É bem sabido que em muitos países em desenvolvimento a prevalência e a extensão da cárie primária são particularmente graves. Por exemplo, em algumas partes da China, o nível de cárie em crianças do jardim de infância com 3 anos de idade pode aproximar-se de 7 deft.[142] A abordagem ART pode fornecer um meio de lidar com este dilema da cárie. O primeiro estudo que relatou a taxa de sobrevivência de uma restauração de uma superfície em dentes decíduos foi realizado na Tailândia. Este estudo inicial mostrou uma sobrevivência de 2 anos de 65%.[106] O único outro estudo, realizado na China, mostrou uma taxa de sobrevivência de 18 meses de 79% para restaurações de Classe I. Assim, a taxa de sucesso das restaurações ART em dentes decíduos permanece incerta, o que aponta para a necessidade de mais investigação. As áreas que devem ser investigadas são as técnicas utilizadas na dentição decídua, a utilização de diferentes materiais e, claro, o efeito do operador.

Outro aspeto a considerar é a aplicação do ART em diferentes contextos clínicos. Embora o ART tenha sido originalmente desenvolvido para situações externas em países em desenvolvimento, onde os cuidados dentários tradicionais não estão disponíveis ou são impraticáveis, a filosofia de tratamento de invasão mínima e prevenção máxima aplica-se tanto a clínicas dentárias modernas em países desenvolvidos como a instalações menos sofisticadas no terreno. Foram publicados vários relatórios sobre a utilização do ART em medicina dentária pediátrica e em doentes com problemas de gestão, mas a eficácia do ART na prática dentária de rotina ainda precisa de ser investigada.[143] Prevê-se que os resultados das restaurações ART colocadas no ambiente controlado de um consultório dentário sejam iguais ou superiores aos resultados obtidos em condições de campo.

1995 recomendação para investigação futura:

"Uma avaliação dos resultados de indivíduos sem tratamento (controlo negativo) em comparação com indivíduos que recebem TAR ou outros tratamentos."

Em qualquer estudo clínico, a utilização de sujeitos sem tratamento ou de controlo negativo coloca uma questão ética, uma vez que se uma lesão cariosa não receber uma intervenção preventiva ou restauradora, então o resultado mais provável é que o dente envolvido acabe por esfoliar ou ser extraído. A prova disto vem do estudo ART tailandês[36] onde, após 3 anos na aldeia sem tratamento (controlo negativo), o CPOD total para adultos aumentou devido a e a um aumento na componente M.[111]

ART com restaurações de amálgama colocadas usando equipamento portátil, o estudo teve a duração de apenas 3 anos. O trabalho está, no entanto, em curso e van Amerongen relatou um estudo no Paquistão comparando o uso de ionómero de vidro ou amálgama em cavidades preparadas com instrumentos manuais ou interments rotativos[55].

O ART também deve ser comparado com outras abordagens de tratamento noutras situações, como na prática dentária geral. Esta seria uma oportunidade ideal para estabelecer um estudo colaborativo multicêntrico internacional para examinar esta questão. Na clínica dentária geral, a filosofia básica da abordagem ART pode ser aplicada de uma forma modificada, devido às instalações adicionais normalmente disponíveis. Assim, em cavidades pequenas onde o acesso para escavação manual de cáries normalmente só seria conseguido através da utilização de um cinzel, pode ser utilizada uma broca de rotação lenta. Além disso, uma vez que a humidade pode ser mais facilmente controlada na clínica dentária e as unidades de fotopolimerização estão normalmente disponíveis, podem ser considerados materiais à base de resina fotopolimerizável. Embora estas modificações da abordagem ART comecem a invadir a restauração preventiva de resina e a restauração preventiva de ionómero de vidro, o ART difere na medida em que utiliza instrumentos manuais, nomeadamente escavadoras, para a remoção de cáries dentárias.

A abordagem ART também inclui o selamento de fissuras com um risco potencial de cárie. Frencken e Holmgren[106] mostraram que tanto a retenção do selante como a subsequente atividade de cárie nos estudos mais recentes mostram uma grande melhoria em relação aos estudos anteriores. Este é provavelmente o resultado de uma seleção mais rigorosa dos casos, da adoção da "técnica do dedo de pressão" e dos materiais de restauração de ionómero de vidro mais recentes. Além disso, ao contrário dos selantes à base de resina, em que a medida dos resultados se baseia frequentemente na retenção do selante, deve ser avaliado um parâmetro de substituição, os resultados, com base na prevenção da cárie. Tendo em conta a controvérsia remanescente sobre a utilização de selantes de ionómero de vidro, apenas investigação adicional poderá resolver a questão.

1995 recomendação de investigação futura:

"É necessária uma definição dos critérios a utilizar nos ensaios para determinar o sucesso e o insucesso"

Os ensaios comunitários de campo do ART publicados até à data utilizaram critérios de avaliação especificamente concebidos para detetar problemas previstos na abordagem, mas que também são práticos no terreno. Uma vez que estes critérios de avaliação têm sido largamente consistentes, foi possível efetuar comparações válidas entre estudos ART realizados em diferentes países, por diferentes operadores e utilizando diferentes materiais. A notável semelhança entre os resultados de estudos recentes que utilizam os materiais ART mais recentes sugere a robustez dos critérios utilizados. No entanto, alguns investigadores estão preocupados com o facto de os critérios de avaliação do ART não permitirem comparações com estudos que utilizaram outras abordagens ou materiais de restauração. Por conseguinte, é sensato considerar a utilização de critérios adicionais para avaliar as restaurações e selantes ART.

Uma sugestão é a utilização do sistema de pontuação do Serviço de Saúde Pública dos EUA (USPHS) de Ryge.[45] Estudos mais recentes de ART estão a começar a utilizar estes critérios; no entanto, a sua utilização pode levar a taxas de sucesso mais elevadas para as restaurações ART. Isto porque o ponto de corte para restaurações falhadas em termos de integridade marginal com os critérios USPHS é a deteção de dentina exposta em vez de um defeito marginal de 0,5 mm ou mais com os critérios de avaliação ART existentes.

Para além de avaliar a restauração ou o selante em si, também é necessário avaliar o tamanho de qualquer cavidade restaurada, uma vez que isto também pode ter um efeito na taxa de sobrevivência do ART em termos de desgaste e fratura. Para além disso, o nível de desconforto parece estar relacionado com o tamanho da cavidade.[55]

Outro critério que deve ser incluído em futuros estudos de ART é, obviamente, o tempo de tratamento corretamente determinado para permitir uma análise da relação custo-eficácia das diferentes abordagens.

CONTROLO DAS CÁRIES:

1995 Recomendações para investigação futura:

"É necessário determinar:

- A exaustividade da remoção de cáries por escavação manual comparada com a remoção por instrumento rotativo e
- Até que ponto o tecido dentário sadio é removido após a escavação manual em comparação com a remoção por instrumentos rotativos".

Estas duas recomendações devem ser consideradas em conjunto, uma vez que a vantagem alegada da escavação manual de cáries, como é o caso da abordagem ART em comparação com a utilização de instrumentos rotativos, é que a primeira é menos traumática, uma vez que mais tecido dentário é conservado durante a limpeza da cavidade. O perigo potencial é, no entanto, que a remoção da cárie utilizando instrumentos manuais pode ser menos completa, comprometendo assim potencialmente a ligação do material de restauração à estrutura dentária, com uma possível continuação do processo de cárie. Infelizmente, muito pouco trabalho tem sido feito nesta área e esta deve ser uma prioridade para a investigação futura.

No que diz respeito ao grau de remoção de tecido dentário sadio em comparação com a escavação manual, há algumas evidências de van Amerongen de que os preparos cavitários com instrumentos manuais são mais pequenos do que os preparados com instrumentos rotativos e que o operador parece ser uma variável importante. Obviamente, esta é outra área importante para investigação adicional, tanto em estudos in vivo como in vitro[55].

Considerando o pior cenário e partindo do princípio de que a remoção de cáries com instrumentos manuais é incompleta, quais são os resultados prováveis? A agenda de investigação preliminar de

1995 teve isto em conta com as seguintes recomendações.

1995 recomendação para investigação futura:

"É necessário determinar:

- O efeito da remoção parcial versus total da cárie em termos de comportamento futuro da cárie.
- A capacidade que qualquer cárie deixada in situ após técnicas de intervenção mínima tem de se remineralizar ao longo do tempo.
- A extensão e a viabilidade dos microrganismos deixados in situ após técnicas de intervenção mínima ao longo do tempo".[119]

MATERIAIS:

1995 recomendação para investigação futura:

"Existe uma necessidade de novos materiais melhorados que ofereçam biocompatibilidade, prevenção do aparecimento e/ou progressão de cáries, encorajando a remineralização e sendo bacteriostáticos".

Uma área em que mais investigação poderá ajudar na cura de lesões cariosas cavitadas é a dos materiais dentários. Weerheijm aponta três medidas que devem ser tomadas para proteger contra os possíveis efeitos negativos da cárie retida. Estas são: escavar a dentina cariada, isolar o processo cariado do ambiente oral e usar um material de obturação cariostático.[56] As duas últimas medidas estão diretamente relacionadas com a seleção de um material de obturação apropriado e, a este respeito, os materiais de ionómero de vidro parecem satisfazer muitos dos requisitos.

O desenvolvimento de materiais de obturação melhorados é inevitável. Uma área de desenvolvimento particularmente interessante é a possibilidade de otimizar a formulação dos materiais de restauração para que sejam bacteriostáticos e promovam a remineralização da dentina, curando assim a lesão cariosa. É possível que o cálcio e o estrôncio libertados pelos ionómeros de vidro possam complementar o flúor na promoção da remineralização e, por conseguinte, na cicatrização da lesão, ao mesmo tempo que previnem futuras cáries.

1995 recomendação para investigação futura:

"É necessário:

- Melhorar as propriedades físicas dos materiais dentários existentes e desenvolver novos materiais.

- Desenvolver material s que seja de fácil utilização e que apresente resultados fiáveis em diversas condições de trabalho".[2]

Nos primeiros estudos sobre ART, os investigadores utilizaram ionómeros de vidro que não foram formulados especificamente para aplicações ART. Desde essa altura, pelo menos quatro fabricantes desenvolveram materiais de ionómero de vidro para utilização com o ART. Os melhores resultados dos ensaios de campo mais recentes do ART são em parte atribuíveis a estes materiais mais recentes.

Algumas das alegadas melhorias destes ionómeros de vidro mais recentes incluem um melhor manuseamento porque são condensáveis, têm melhor resistência à compressão e à tração, menor desgaste e menor solubilidade. No entanto, continuará a haver necessidade de materiais dentários melhorados, pelo que esta recomendação inicial relativa a uma melhoria dos materiais dentários existentes deve ser mantida.[50]

ASPECTOS COMPORTAMENTAIS:

1995 recomendação para investigação futura:

"Em diferentes culturas, condições socioeconómicas e diferentes sistemas de prestação de cuidados de saúde oral, é necessário avaliar:

- A aceitação e a adoção de técnicas de TAR pelos consumidores, prestadores de serviços e decisores no domínio da saúde pública.

- O efeito das técnicas de TAR na redução das barreiras aos procedimentos de saúde oral, por exemplo, através da redução da dor e do desconforto e do aumento da qualidade de vida".

Uma constatação comum é que, devido à facilidade de utilização da TAR, esta é bem aceite pelos doentes.[55,144,145] Por exemplo, nas crianças chinesas do jardim de infância, muito poucas se queixaram de dores e a grande maioria estaria disposta a submeter-se novamente ao tratamento TAR.[55]

EDUCAÇÃO:

1995 recomendação de investigação futura:

"É necessário avaliar os métodos de formação de pessoal diferente em técnicas de intervenção mínima".

Os resultados dos ensaios de campo do ART realizados no Camboja, Zimbabué e Paquistão sugerem que as taxas de sobrevivência estão, em certa medida, relacionadas com o operador, seja ele dentista ou terapeuta. Este facto aponta para a necessidade de o pessoal de saúde oral receber formação específica nesta abordagem. Foi produzido um manual sobre a abordagem ART, atualmente na sua terceira edição[98] e foram e continuam a ser realizados cursos de formação prática sobre o ART em muitos países do mundo.[146]

No entanto, é inevitável que diferentes níveis de pessoal de saúde oral exijam diferentes métodos de formação e que as abordagens utilizadas nesta formação devam ser avaliadas.

Capítulo 19. Conclusão

A maior parte da população mundial não tem acesso a cuidados dentários restauradores. Um dos principais obstáculos é a forma tradicional de tratar as cáries, que se baseia em equipamento elétrico. Em comparação com as abordagens de tratamento convencionais, o ART é ainda muito recente.

Os conceitos básicos da técnica ART são a remoção de tecido dentário descalcificado utilizando apenas instrumentos manuais facilmente disponíveis, seguindo os conceitos modernos de preparação da cavidade, e a utilização de um material de restauração adesivo de alta tecnologia.

Foram feitos muitos progressos na investigação de vários aspectos da abordagem ART. Foi adquirida mais experiência na técnica atual de limpeza de cavidades cariosas com instrumentos manuais e, como resultado da sua existência, foram comercializados ionómeros de vidro mais recentes e fisicamente mais fortes.

Estes desenvolvimentos conduziram muito provavelmente aos resultados mais elevados de sobrevivência das restaurações ART em dentes permanentes nos estudos mais recentes.

O ART baseia-se num conceito sólido de gestão da cárie. Este facto e os resultados obtidos nos estudos de campo devem orientar os cuidados de saúde oral no sentido de considerar o ART como um meio adicional de prestar cuidados ao público em geral.

As artes plásticas ganharam popularidade desde a sua criação. Tornou-se um objeto de estudo em muitos países. Este é um desenvolvimento essencial e bem-vindo que ajudará a comunidade de saúde oral a compreender as limitações e a força do ART não só na clínica mas também no terreno.

Esta técnica tem o potencial de tornar os cuidados de saúde oral mais acessíveis a uma maior parte da população mundial do que anteriormente.

Bibliografia

1. Ozdemir D. Dental Caries: The Most Common Disease Worldwide and Preventive Strategies (A doença mais comum em todo o mundo e estratégias preventivas). International Journal of Biology. 2013; 5(4): 55-61.

2. Horowitz AM. Introdução ao simpósio sobre técnicas de intervenção mínima para a cárie. J Public Health Dent. 1996; 56(3 Spec No): 133-4; discussão 161-3.

3. Anusavice K. Present and Future Approaches for the Control of Caries (Abordagens actuais e futuras para o controlo da cárie). J Dent Educ. 2005; 69(5): 538-54.

4. Jain VK, Sequeira P, Jain J, Chancy U, Maliyil MJ, Bhagwandas SC. Barreiras na utilização de serviços de saúde oral entre os pacientes que frequentam centros de saúde primários e comunitários em Virajpet, Karnataka do Sul. Natl J Med Dent Res. 2013; 1(3): 39-47.

5. Tondon S. Challenges to the Oral Health Workforce in India (Desafios para os profissionais de saúde oral na Índia). J Dent Educ. 2004; 68(7): 28-33.

6. Lath V, Singh S, Venkanna Babu G, Chhabra R, Rawlani S, Khandelwal P. Barriers To Restorative Care Among The Rural Indian Population of Rajnandgaon District, Chhattisgarh, India (Barreiras aos Cuidados de Restauração na População Rural Indiana do Distrito de Rajnandgaon, Chhattisgarh, Índia). Chhattisgarh Journal of Health Sciences. 2013; 1(1): 12-5.

7. Wall TP, Vujicic M, Nasseh K. Tendências recentes na utilização de cuidados dentários nos Estados Unidos. J Dent Educ. 2012; 76(8): 1020-7.

8. Smales RJ, Yip HK. A abordagem do tratamento restaurador atraumático (ART) para o tratamento da cárie dentária. Quintessência Internacional. 2002; 33(6): 427-32.

9. Peters M, Mclean ME. Cuidados Operatórios Minimamente Invasivos. Técnicas e materiais contemporâneos: uma visão geral. J Adhesive Dent. 2001; 3:17-3.

10. Carvhalo TS, Ribeiro TR, Bonecker M, Pinheiro ECM, Colares V. A abordagem do tratamento restaurador atraumático: Uma alternativa "Atraumática". Med Oral Patol Oral Cir Bucal. 2009; 14(12): e668-73.

11. Rahimtoola, S, van Amerongen E, Maher R, Groen H. Dor relacionada com diferentes formas de intervenção mínima no tratamento de pequenas lesões de cárie. ASDC J Dent Child. 2000; 67(2): 123-7, 83.

12. Pilot T. Introdução - ART numa perspetiva global. Comm Dent Oral Epidemiol. 1999; 27: 421-2.

13. Bratthall D, Hansel-Petersson G, Sundberg H. Reasons for the caries decline: what do the experts believe? Eur J Oral Sci. 1996; 104: 416-22.

14. Zerfowski M, Koch MJ, Niekusch U, Staehle HJ. Prevalência de cáries e necessidades de tratamento de crianças de 7-10 anos de idade em idade escolar no sudoeste da Alemanha. Community Dent Oral Epidemiol. 1997; 25: 348-51.

15. Truin GJ, Konig KG, Bronkhorts EM, Frankenmolen F, Mulder J, Vant Hof MA. Time trends in caries experience of 6 and 12 year old children of different socioeconomic status in the Hague. Caries Res. 1998; 32: 1-4.

16. Frencken JE. Evolução da abordagem ART: destaques e conquistas. J Appl Oral Sci. 2009; 17(sp. Issue): 78-83.

17. Holmgren CJ, Figueredo MC. Duas décadas de ART: melhorar o sucesso através de mais investigação. 2009; 17(sp. Issue): 122-33.

18. Taylor CL, Gwinnett JA. Estudo da penetração do selante de fossas e fissuras. J Am Dent Assoc. 1973; 87: 1181-1188.

19. Boudreau GE, Jerge CR. A eficácia do tratamento com selantes na prevenção de cáries dentárias em fossas e fissuras. Uma revisão e interpretação da literatura. J Am Dent Asso. 1976; 92 : 383-387.

20. Powell PB, Johnston JD. Microleakage around pit and fissure sealant. J Dent Child. 1977; 46: 18-21.

21. Meiurs JC, Jensen ME. Gestão da fissura de cárie questionável: Técnicas invasivas Vs não invasivas. J Am Dent Assoc. 1984; 108: 6468.

22. Handelman SL, Washburn F, Wopperer P. Two year report of sealant effect on bacteria in dental caries. J Am Dent Assoc. 1986; 93: 967-70.

23. Trowbridge HO. Sistemas modelo para determinar os efeitos biológicos da microinfiltração. Oper Dent. 1987; 12: 164-72.

24. Goday FG, Gwinnett JA. Penetração de solução ácida e gel em superfícies oclusais. J Am Dent Assoc. 1987; 114: 809-10.

25. Ranalli DN, Appel BN, Langkamp HH, Henteleff HB. Teste de toxicidade do selante um estudo de implante de tecido. J Pedo Dent. 1989; 13(3): 270-9.

26. Ovrebo RL, Raadal M. Microinfiltração em fissuras seladas com cimentos de resina ou de ionómero de classe. Scand J Dent Res. 1990; 98: 66-9.

27. Mejare I, Major IA. Ionómero de vidro e selante de fissuras à base de resina: Um estudo clínico. Scand J Dent. Res. 1990; 98: 345-50.

28. Croll TP. Restaurações de cimento resinoso de ionómero de vidro endurecido por luz visível para dentes decíduos. Quint Int. 1992; 23: 679.

29. Croll TP. Restauração com ionómero de vidro/resina de molares decíduos com lesão cariosa de Classe II adjacente. Quint Int. 1993; 24: 723-7.

30. Crim GA. Fuga marginal de materiais de restauração de ionómero de vidro curados com luz visível. J Prosthet Dent. 1993; 69(6): 561-3.

31. Forss H, Saarni UM, Seppa L. Comparação entre ionómero de vidro e selantes de fissuras à base de resina: Um ensaio clínico de 2 anos. Community Dent Oral Epidemiol. 1994; 22: 21-4.

32. Frencken Jo E., Songpaisan Y., Phantumvanit P., Pilot T. Uma técnica de tratamento restaurador atraumático (ART): avaliação após um ano. Int Dent J. 1994; 44: 460-4.

33. Aranda M, Goday FG. Avaliação clínica da retenção e desgaste de um selante de ionómero de vidro fotopolimerizável para fossas e fissuras. J Clinical Pedo Dent. 1995; 19(4) : 273-7.

34. Songpaisan Y, Bratthall D, Phantumvanit P, Somridhivej Y. Efeitos do cimento de ionómero

de vidro, do selante de fossas e fissuras à base de resina e das aplicações de HF nas cáries oclusais num ensaio de campo num país em desenvolvimento. Community Dent Oral Epidemiol. 1995; 23: 25-9.

35. Johnson LM, Duke ES, Camm J. Exame de um material de ionómero de vidro modificado com resina como selante de fossas e fissuras. Quintessence Int. 1995; 26(12): 879-83.

36. Phantumvanit P, Songpaisan T, Pilot T Frenckin JE. Tratamento restaurador atraumático - um ensaio de campo comunitário de três anos na Tailândia - sobrevivência de restaurações de uma superfície na dentição permanente. J. Public. Health Dent. 1996; 56(3 Sp. Issue): 141-5.

37. Gotjamanous T. Resposta da polpa em dentes decíduos com cáries residuais profundas tratados com fluoreto de prata e cimento de ionómero de vidro (técnica atraumática). Aust Dent J. 1996; 41(5): 328-333.

38. Horowitz AM. Introdução ao simpósio sobre técnicas de intervenção mínima para a cárie. J Public Health Dent. 1996; 56(3 Spec No.): 133-4.

39. Theodoridou Pahini S, Tolidis K, Papadogiannis Y. Grau de microinfiltração de alguns selantes de fossas e fissuras - Um estudo in vitro. Int J Pediatr Dent. 1996; 6: 173-6.

40. Van Amerongen WE. Cárie dentária sob restaurações de ionómero de vidro. J Public Health Dent. 1996; 56: 150-4.

41. Sarne S, Mante MQ, Mante FK. Fuga marginal de restaurações combinadas de ionómero de vidro e resina composta. J Clin Dent. 1996; 7(1): 13-16.

42. Simonsen RJ. O ionómero de vidro como selante de fissuras - uma revisão crítica. J Public Health Dent. 1996; 56(3 Spec Issue): 149.

43. Kilpatrick NM, Murray JJ, McCabae JF. Uma comparação clínica da restauração de selante de ionómero de vidro fotopolimerizável com uma restauração de selante de compósito. J Dent. 1996; 24(6): 399-405.

44. Winkler MM, Derchepper EJ, Dean JA, Moore K, Ewoldsen N. Utilização de um ionómero de vidro modificado por resina como selante oclusal: Um estudo clínico de um ano. J Am Dent Assoc.

1996; 127: 1508-12.

45. Smales RJ, Gao W, Fu Tak HO. Avaliação in vitro do selamento de fossas e fissuras com cimentos de ionómero de vidro desenvolvidos para a técnica ART. J Clinical Pedo Dent. 1997; 21: 321-3.

46. Frencken JE, Makoni F, Sithole WD. Restaurações ART e selantes de ionómero de vidro no Zimbabué: sobrevivência após 3 anos. Community Dent Oral Epidemiol. 1998; 26(6): 372-81.

47. Frencken JE, Makoni F, Sithole WD, Hackenitz E. Três anos de sobrevivência de restaurações ART de uma superfície e selantes de ionómero de vidro num programa de saúde oral escolar no Zimbabué. Caries Res. 1998; 32: 119-26.

48. Beltran Aguilar ED, Estupinan Day S, Baez R. Analysis of prevalence and tends of dental caries in the Americas between the 1970s and 1990s. Int Dent J. 1999; 49(6): 322-9.

49. Ho TF, Smales RJ, Fang DT. Um estudo clínico de 2 anos de dois cimentos de ionómero de vidro utilizados na técnica de tratamento restaurador atraumático (ART). Community Dent Oral Epidemiol. 1999; 27(3): 195-201.

50. Holmgren CJ, Frencken JE. Painting the future for ART. Community Dent Oral Epidemiol. 1999; 27: 449-53.

51. Luo Y, Wei SHY, Fan MW, Lo ECM. Investigação clínica de uma restauração experimental de ionómero de vidro: resultados de um ano. 14ª Reunião Científica Anual, Faculdade de Medicina Dentária, Universidade de Hong Kong 14. 1999; 24(Abstr.17).

52. Mickenautsch S, Rudolph MJ, Ogunbodede EO, Frencken JE. O impacto da abordagem ART no perfil de tratamento num sistema dentário móvel (MDS) na África do Sul. Int Dent J. 1999; 49(3): 132-8.

53. Mjor IA, Gordan W. Uma revisão do tratamento restaurador atraumático (ART). Int Dent J. 1999; 49(3): 127-31.

54. Smales RJ, Fang DT. Eficácia in vitro da escavação manual de cáries com a técnica ART. Tratamento restaurador atraumático. Caries Res. 1999; 33(6): 437-40.

55. Van Amerongen WE, Rahimtoola S. Is ART really atraumatic? Community Dent oral Epidemiol. 1999; 27(6): 431-5.

56. Weerheijm KL, Groen HJ. O dilema da cárie residual. Community Dent Oral Epidemiol. 1999; 27(6): 436-41.

57. Rahimtoola S, Van Amerongen E, Maher R, Groen H. Dor relacionada com diferentes formas de intervenção mínima no tratamento de pequenas lesões de cárie. ASDCJ Dent Child. 2000; 67(2): 123-7.

58. Smales RJ, Gao W. Inibição da cárie in vitro nas margens do esmalte de restaurações de ionómero de vidro desenvolvidas para a abordagem ART. J Dent. 2000; 28(4): 249-56.

59. Smales RJ, Yip HK. A abordagem do tratamento restaurador atraumático (ART) para dentes decíduos: revisão da literatura. Pediatr Dent. 2000; 22(4): 294-8.

60. Kikwilu EN, Mandari GJ, Honkala E. Sobrevivência de obturações Fuji IX ART em dentes permanentes de crianças do ensino primário na Tanzânia. East Afr Med J. 2001; 78 (8): 411-3.

61. Lo EC, Luo Y, Fan MW, Wei SH. Investigação clínica de duas restaurações de ionómero de vidro utilizadas com a abordagem de tratamento restaurador atraumático na China: resultado de dois anos. Caries Res. 2001; 35(6): 458-63.

62. Lo EC, Holmgren CJ. Fornecimento de restaurações de Tratamento Restaurador Atraumático (ART) a crianças chinesas em idade pré-escolar - uma avaliação de 30 meses. Int J Pediatr Dent. 2001; 11(1): 3-10.

63. Mandari GJ, Truin GJ, Van't Hof MA, Frencken JE. Eficácia de três abordagens de intervenção mínima para a gestão da cárie dentária: sobrevivência das restaurações após 2 anos. Caries Res. 2001; 35(2): 90-4.

64. Mickenautsch S, Rudolph MJ. Implementação da abordagem ART na África do Sul: um relatório de actividades. SADJ. 2001; 57(7): 327-9.

65. Motsei SM, Kroon J, Holtshousen WS. Avaliação de restaurações e selantes de tratamento restaurador atraumático em condições de campo. SADJ. 2001; 56(7): 309-15.

66. Munshi AK, Hegde AM, Shetty PK. Avaliação clínica do Carisolv na remoção químico-mecânica da dentina cariada. J Clin Pediatr Dent. 2001; 26(1): 49-54.

67. Yip HK, Smales RJ, Ngo HC, Tay FR, Chu FC. Seleção de materiais de restauração para a abordagem do tratamento restaurador atraumático (ART): Uma revisão. Spec Care Dentist. 2001; 21(6): 216-21.

68. Castro A, Feigal RE. Microinfiltração de um novo material restaurador de ionómero de vidro melhorado em dentes decíduos e permanentes. Pediatr Dent. 2002; 24(1): 23-28.

69. Mickenautsch S, Munshi I, Grossman ES. Custo comparativo do tratamento ART e convencional numa clínica-escola de medicina dentária. SADJ. 2002; 57(2): 52-58.

70. Rahimtoola S, Von Amerongen E. Comparação de duas técnicas de preparação para salvar dentes em cavidades de uma só superfície. ASDC J Dent Child. 2002; 69(1): 16-26.

71. Van P. Prioridades nos cuidados de saúde oral em países não pertencentes à UE. Int. Dent. J. 2002; 52(1); 30-4.

72. Yip HK, Smales RJ, Yu C, Ao XJ, Deng DM. Comparação do tratamento restaurador atraumático e preparações convencionais da cavidade para restaurações de ionómero de vidro em molares primários: Resultados de um ano. Quint Int. 2002; 33(1): 17-21.

73. Yip HK, Smales RJ. Cimentos de ionómero de vidro utilizados como selantes de fissuras com a abordagem do tratamento restaurador atraumático (ART): revisão da literatura. Int Dent J. 2002;52(2):67-70.

74. Yip HK, Smales RJ, Gao W, Peng D. O efeito de dois métodos de preparação da cavidade na longevidade das restaurações de cimento de ionómero de vidro: uma avaliação após 12 meses. J Am Dent Assoc. 2002; 133(6): 744-51.

75. Honkala S, Honkala E. Atraumatic dental treatment amonf Finnish elderly persons. Journal of Oral Rehabilitation. 2002; 29: 435-40.

76. Taifour D, Frencken JE, Beiruti N, van't Hof MA, van Palesntein Helderman. Comparação entre restaurações na dentição permanente produzidas por instrumentação manual e rotativa -

sobrevivência após 3 anos. Community Dent Oral Epidemiol. 2003; 31: 122-8.

77. Honkala E, Behbehani J, Ibricevic H, Kerusuo E, Al-Jame G. A abordagem do tratamento restaurador atraumático (ART) para restaurar dentes primários numa clínica dentária padrão. Int J Paediatr Dent. 2003; 13: 172-179.

78. De Souza EM, Cefaly DFG, Terada RSS, Rodrigues CC, de Lima Navarro MF. Avaliação clínica da técnica ART utilizando cimento de ionómero de vidro de alta densidade e modificado por resina. Saúde bucal Prev Dent. 2003; 1: 201-7.

79. Carvhalo CKS, Bezerra ACB. Avaliação microbiológica da saliva de crianças após tratamento restaurador atraumático (ART). Int J Paediatr Dent. 2003; 13: 186-192.

80. Cefaly DFG, Barata TJE, Tapety CMC, Bresciani E, de Lima Navarro MF. Avaliação Clínica de Restaurações ART Multisuperficiais. J Appl Oral Sci. 2005; 13(1): 15-9.

81. Lo ECM, Holmgren CJ, Hu D, van Palenstein Helderman W. Six-year follow up of atraumatic restorative treatment restorations placed in Chinese school children. Comm Dent Oral Epidemiol. 2007; 35: 387-92.

82. Davidowich E, Weiss E, Fuks AB, Beyth N. Propriedades antibacterianas da superfície dos cimentos de ionómero de vidro utilizados no tratamento restaurador atraumático. JADA. 2007; 138(10): 1347-52.

83. Bonifácio CC, Kleverlaan CJ, Raggio DP, Werner A, de Carvalho RCR, van Amerongen WE. Propriedades físico-mecânicas dos cimentos de ionómero de vidro indicados para tratamento restaurador atraumático. Aust Dent J. 2009; 54: 233-237.

84. Ercan E, Dulgergil CT, Dalli M, Yildirim I, Ince B, Colak H. Efeito anticárie do tratamento restaurador atraumático com selantes de fissuras em bairros suburbanos da Turquia. J Dent Sci. 2009; 4(2):55-60.

85. Carvalho TS, Ribeiro TR, Bonecker M, Pinheiro ECM, Colares V. A abordagem do tratamento restaurador atraumático: Uma alternativa "atraumática". Med Oral Patol Oral Cir Bucal. 2009; 14(12): e668-73.

86. Roshan NM, Shigli AL, Deshpande SD. Avaliação microbiológica de Streptococcus mutans salivares de crianças de 5-7 anos de idade, pré e pós-tratamento restaurador atraumático. Contemp Clin Dent. 2010; 1(2): 947.

87. Gurunathan D, Tandon S. Uma avaliação clínica de dois cimentos de ionómero de vidro em molares primários utilizando a técnica de tratamento restaurador atraumático na Índia: 1 ano de acompanhamento. Int J Paediatr Dent. 2010; 20: 410-18.

88. Marczuk-Colada G, Luczaj-Cepowicz E. Avaliação clínica da eficácia do tratamento restaurador atraumático de cáries em dentes decíduos - um estudo de três anos. J Stoma. 2011; 64(3-4): 145-60.

89. de Amorim RG, Leal Sc, Frencken JE. Sobrevivência de selantes e restaurações do tratamento restaurador atraumático (ART): uma meta-análise. Clin Oral Invest. 2011; 16(2): 429-41.

90. Konde S, Raj S, Jaiswal D. Avaliação clínica de um novo material artístico: Cimento de ionómero de vidro modificado por resina nanoparticulada. J Int Soc Prev Community Dent. 2012; 2(2): 42-7.

91. Paula JS, Torres LHN, Ambrosano GNB, Mialhe FL. Associação entre qualidade de vida relacionada à saúde bucal e tratamento restaurador atraumático em escolares: Um estudo exploratório. Indian J Dent Res. 2102; 23(6): 73841.

92. Luengas-Quintero et al: A estratégia de tratamento restaurador atraumático (ART) no México: acompanhamento de dois anos de selantes e restaurações ART. BMC Oral Health. 2013; 13:42.

93. Frencken J, Makoni FA. A treatment technique for tooth cay in deprived conimunities. Saúde Mundial 1994; 47: 15-7.

94. Frencken J, Phantumvanit P, Pilot T. Manual atraumatic restorative treatment of dental caries. 2ª ed. Países Baixos: Univ Groningen, Centro de Colaboração da OMS para a Investigação dos Serviços de Saúde Oral; 1994.

95. Organização Mundial de Saúde. Novo procedimento revolucionário para o tratamento da cárie dentária. Comunicado de imprensa OMS/28. 7 de abril de 1994.

96. van Amerongen WE, Rahimtoola S. Is ART really atraumatic? Community Dent Oral Epidemiol. 1999; 27: 431-5.

97. Schriks MCM, Van Amerongen W.E. Atraumatic perspectives of ART; psychological and physiological aspects of treatment with and without rotary instruments. Community Dent Oral Epidemiol. 2003; 31: 15-20.

98. Frencken J, Phanyumvanit P, Pilot T, Songpaisan Y, van Amerongen E. Manual for the Atraumatic Restorative Treatment Approach to Control Dental Caries. 3ª ed. Groningen, Países Baixos: Centro de Colaboração da OMS para os Serviços de Saúde Oral.

99. Brannstrom M. Etiologia da hipersensibilidade da dentina. Proc Finn Dent Soc. 1992; 88(Suppl.1): 7-13. es Research, Universidade de Groningen; 1997.

100. Frencken Jo E., Pilot T., Songpaisan Y., Phantumvanit P. Tratamento restaurador atraumático (ART): fundamentação, técnica e desenvolvimento. J Public Health Dent 1996; 56: 135-40.

101. Bhat PK, Kumar A. Tratamento Restaurador Atraumático - Uma perspetiva rural. Jornal de Ciências da Saúde e Investigação. 2011; 2(1): 29-32.

102. Fuji IX GP - Avançar a Arte e a Ciência da Medicina Dentária. GC International Corporation, Tóquio, Japão.

103. Frencken JE. Relatório sobre a execução da rotação de Morogoro em cuidados de saúde oral primários no ano académico de 1984-1985. Univ Dar es Salaam, Divisão de Medicina Dentária; 1985.

104. Makoni F, Frencken JE, Sithole WD. Estado de saúde oral entre estudantes do ensino secundário em Harrare, Zimbabué. J S Afr Dent Assoc. 1997; 52: 491-4.

105. Frencken JE, Makoni F, Sithole WD. Tratamento restaurador atraumático e selantes de ionómero de vidro num programa de saúde oral escolar no Zimbabué: avaliação após um ano. Caries Res. 1996; 30: 428-33.

106. Holmgren CJ, Frencken JE. Qual a eficácia do ART na gestão da cárie dentária? Community Dent Oral Epidemiol. 1999; 27: 422-30.

107. Phantumvanit P, Songpaisan Y, Pilot T, Frencken JE. Tratamento restaurador atraumático (ART): Um ensaio de campo comunitário de três anos na Tailândia - sobrevivência de restaurações de uma superfície na dentição permanente. J Public Health Dent. 1996; 56: 141-5.

108. Mallow PK, Durward CS, Klaipo M. Restauração de dentes permanentes em crianças jovens das zonas rurais do Camboja, utilizando a técnica de tratamento restaurador atraumático (ART) e o cimento de ionómero de vidro Fuji II. Int J Paediat Dent. 1998; 8: 35-40.

109. Phantumvanit P, Songpaisan Y, Frencken JE, Pilot T. Tratamento restaurador atraumático (ART): Avaliação após dois anos. J Dent Res 73: 1014 (Abstr 24), 1994.

110. Terada RSS, Sousa EM, Rodrigues CC, Seabra BG, Navarro MFL. Avaliação clínica do tratamento restaurador atraumático (ART) em dentes decíduos. J Dent Res. 1998; 77: 965(Abstr. 2667).

111. Holmgren CJ, Pilot T. Discussão do simpósio - Técnicas de intervenção mínima para a cárie. J Public Health Dent. 1996; 56: 161-3.

112. Qvist V, Johannessen L, Bruun M. Progressão de cáries proximais em relação a danos iatrogénicos na preparação. J Dent Res. 1992; 71: 1370-3.

113. Taifour D, Frencken JE, Beirute N, vant Hof MA, Truia GJ. Eficácia do ionómero de vidro (ART) e restaurações de amálgama na dentição decídua; Resultados após 3 anos. Caries Res. 2002; 36: 437-44.

114. Frencken JE, Tafour D, vant Hoff MA. Sobrevivência de restaurações ART e de amálgama em dentes permanentes de crianças após 6,3 anos. J Dent Res. 2006; 85(7): 622-6.

115. Torppa Saarinen E, Seppa L. Retenção a curto prazo de selantes de fissuras de ionómero de vidro. Proc Finn Dent Soc. 1990; 86: 83-8.

116. Pardi V, Pereira AC, Mialhe FL, Meneghim MC, Ambrosano GMB. Avaliação de 5 anos de dois cimentos de ionómero de vidro utilizados como selantes de fissuras. Community Dent Oral Epidemiol. 2003; 31: 381-91.

117. Vieira AL, Zanella NL, Bresciani E, Barata T, Silva SM, Machado MA, Navarro MF. Avaliação

de selantes de ionômero de vidro colocados de acordo com a abordagem ART em uma comunidade com alto índice de cárie com um ano de acompanhamento. J Minim Interv Dent. 2009; 2(3): 178-87.

118. Kemoli AM, Opinya GN, van Amerongen WE.Sobrevivência de dois anos de selantes de ionómero de vidro colocados como parte de restaurações de tratamento restaurador proximalatraumático. East Afr Med J. 2010; 87(9): 375-81.

119. Kidd EAM, Joyston Bechal S, Smith MM, Smith SR. A utilização de um corante detetor de cáries na preparação de cavidades. Br Dent J. 1989; 167: 132-43.

120. Kidd EAM, Joyston Bechal S, Beighton D. A utilização de um corante detetor de cáries durante a preparação da cavidade: uma avaliação microbiológica. Br Dent J. 1993; 174: 245-8.

121. Besic FC. O destino das bactérias seladas na cárie dentária. J Dent Res. 1943; 22: 349-54.

122. Bjorndal L, Larsen T, Thylstrup A. Um estudo clínico e microbiológico de lesões de cárie profundas durante a escavação por etapas utilizando intervalos de tratamento longos. Caries Res. 1997; 31: 411-7.

123. Weerheijm KL, Kreulen CM, de Soet JJ, Groen HJ, van Amerongen WE. Contagens bacterianas em dentina cariada sob restaurações: 2 anos de efeitos in vivo. Caries Res. 1999; 33: 130-4.

124. Mjor IA. Frequência de cáries secundárias em várias localizações anatómicas. Oper Dent. 1985; 10: 88-92.

125. Mjor IA. Restaurações de cimento de ionómero de vidro e cáries secundárias: Um relatório preliminar. Quint Int. 1996: 27: 171-4.

126. Kreulen CM, de Soet JJ, Weerheijm KL, van Amerongen WE. Efeito cariostático in vivo do cimento de ionómero de vidro modificado por resina e da amálgama na dentina. Caries Res. 1997; 31: 384-9.

127. Tobias RS, Browne RM, Wilson CA. Atividade antibacteriana de materiais de restauração dentária. Int Endod J. 1985; 18: 161-71.

128. Svanberg M, Mjor IA, Orstavik D. Mutans streptococci in plaque from margins of amalgam,

composite, and glass ionomer restorations. J Dent Res. 1990; 69:861-4.

129. Forss H, Seppa L. Studies on the effect of fluoride released by glass ionomers in the oral cavity (Estudos sobre o efeito do flúor libertado pelos ionómeros de vidro na cavidade oral). Adv Dent Res. 1995;42: 521-6.

130. Mertz-Fairhurst EJ, Schuster GS, Williams JE, Fairhurst CW. Progresso clínico de cáries seladas e não seladas. Parte II: Radiografias padronizadas e observações clínicas. J Prosthet Dent. 1979; 42: 633-7.

131. Weerheijm KL, de Soet JJ, van Amerongen WE, de Graaff J. Selagem de lesões de cárie oclusal: uma alternativa ao tratamento curativo? J Dent Child. 1992; 59: 263-8.

132. Jeronimus DJ, Till MJ, Sveen OB. Reduzida viabilidade de microorganismos sob selantes dentários. J Dent Child. 1975; 42: 275-80.

133. Handelman SL, Leverett DH, Solomon ES, Brenner CM. Uso de selantes adesivos sobre lesões cariosas oclusais: Avaliação radiográfica. Community Dent oral Epidemiol. 1981; 9: 256-9.

134. Mertz-Fairhurst EJ, Curtis KW, Ergle JW, Rueggeberg FA, Adair SM. Restaurações seladas ultraconservadoras e cariostáticas: resultados no ano 10. J Am Dent Assoc. 1998; 129: 55-66.

135. Forss H. Libertação de fluoreto e outros elementos de ionómeros de vidro fotopolimerizados em condições neutras e ácidas. J Dent Res. 1993; 72: 1257-62.

136. De Moor RJG, Verbeeck RMH, de Maeyer EAP. Perfis de libertação de flúor de formulações de ionómero de vidro para restauro. Dent Mater. 1996; 12: 88-95.

137. Jensen OE, Handelman SL. Efeito de um selante auto-polimerizante na viabilidade da microflora em cáries dentárias oclusais. Scand J Dent Res. 1980; 88(5):382-8.

138. Anusavice KJ. O ART tem lugar na medicina dentária conservante? Comm Dent Oral Epidemiol. 1999; 27: 442-448.

139. Burnahl B. Medicina dentária minimamente invasiva. Impacto AGD. 1997; 25: 24-5.

140. Katz S. The use of fluoride and chlorhexidine for the prevention of radiation caries. J Am Dent

Assoc. 1982; 104: 164-70.

141. Dunne SM, Goolnik JS, Millar BJ, Seddon RP. Inibição de cáries por um cimento de ionómero de vidro convencional e modificado por resina, in vitro. J Dent 1996; 24: 91-4.

142. Lo ECM, Holmgren CJ. Avaliação de dezoito meses da colocação de obturações ART em crianças chinesas em idade pré-escolar. J Dent Res. 1999; 78: 368.

143. Ewoldsen N, Covey DA, Froeschle M, Kent D. Restaurações de controlo de cáries: relatório de resultados e estimativas de sobrevivência. J Dent Res. 1997; 76: 88(Abstr. 595).

144. Wan HC, Lo ECM, Hu DY, Holmgren CJ. Prestação de tratamento restaurador atraumático (ART) na China Ocidental - resultado de 2 anos (em chinês). West China J Stomatol. 1999; 17: 42-5.

145. Wong MCM, Schwarz E, Lo ECM. Patterns of dental caries severity in Chinese kindergarten children (Padrões de gravidade da cárie dentária em crianças chinesas do jardim de infância). Comm Dent Oral Epidemiol. 1997; 25: 3437.

146. Organização Mundial de Saúde: Tratamento restaurador atraumático (ART) para a cárie dentária - Uma iniciativa global. 1998; 200, Genebra.

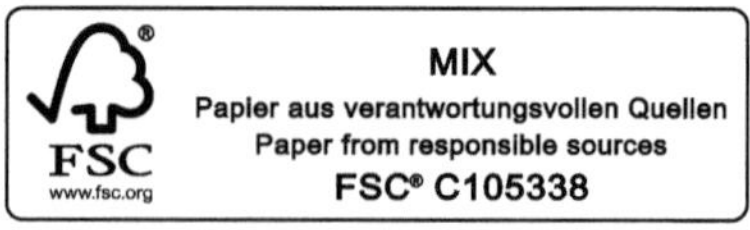

Printed by Books on Demand GmbH, Norderstedt / Germany